北京高校青年英才计划支持（项目编号：YETP0058）

卫生服务调查与区域卫生规划研究

——以顺义区“十三五”卫生事业发展规划为例

谢　铮　著

知识产权出版社
全国百佳图书出版单位

图书在版编目（CIP）数据

卫生服务调查与区域卫生规划研究：以顺义区“十三五”卫生事业发展规划为例／谢铮著．—北京：知识产权出版社，2016.2

ISBN 978-7-5130-4068-6

Ⅰ.①卫…　Ⅱ.①谢…　Ⅲ.①医疗保健事业—区域规划—顺义区—2016~2020　Ⅳ.①R199.2

中国版本图书馆CIP数据核字（2016）第033373号

内容提要

本书通过对顺义区社会经济发展状况、居民健康情况、卫生资源的供给与需求，以及“十二五”期间卫生工作中遇到问题，进行全面的调查了解，找出了顺义区卫生服务体系中存在的薄弱环节，并针对上述问题开展了前瞻性研究，提出了科学合理、可操作性强的发展路径和解决方案，进而以此为基础制定了顺义区“十三五”期间卫生事业发展规划。

责任编辑：刘晓庆　于晓菲　　　　**责任出版**：孙婷婷

卫生服务调查与区域卫生规划研究

——以顺义区“十三五”卫生事业发展规划为例

WEISHENG FUWU DIAOCHA YU QUYU WEISHENG GUIHUA YANJIU

YI SHUNYIQU SHISANWU WEISHENG SHIYE FAZHAN GUIHUA WEILI

谢　铮　著

出版发行：知识产权出版社有限责任公司	**网　　址**：http://www.ipph.cn
电　　话：010-82004826	http://www.laichushu.com
社　　址：北京市海淀区西外太平庄55号	**邮　　编**：100081
责编电话：010-82000860转8363	**责编邮箱**：yuxiaofei@cnipr.com
发行电话：010-82000860转8101/8029	**发行传真**：010-82000893/82003279
印　　刷：北京中献拓方科技发展有限公司	**经　　销**：各大网上书店、新华书店及相关专业书店
开　　本：720mm×960mm　1/16	**印　　张**：14.5
版　　次：2016年2月第1版	**印　　次**：2016年2月第1次印刷
字　　数：235千字	**定　　价**：58.00元

ISBN 978-7-5130-4068-6

前　言

顺义区位于北京市东北部，全区面积 1021 平方千米，是北京东北部发展带的重要节点和重点发展新城之一，是首都国际航空中心核心区，是服务全国、面向世界的临空产业中心和现代制造业基地。2013 年，顺义区实现地区总产值（GDP）1232. 2 亿元，比 2012 年增长 11. 7%，经济总量位居全市第五，排郊区首位。城乡居民收入稳步增长，城镇居民人均可支配收入和农村居民人均现金收入分别增长 9. 1% 和 10. 3%。至 2013 年年末，全区常住人口 98. 3 万，其中流动人口 37. 3 万，占全区常住人口 37. 9%，环比增长 8. 1%。65 岁及以上人口为 7. 6 万人，占常住人口的 7. 7%，接近老龄化社会人口比例的国际标准（10%）。

2015 年是顺义区“十二五”建设胜利收官的一年，也是全面深化改革、开启国民经济和社会发展第十三个五年规划纲要，简称“十三五”规划（2016—2020 年）的开局之年。在“十三五”期间，我国的总体目标是全面建成小康社会，转变经济发展方向，以及全面深化改革。因此，“十三五”时期将是北京市经济建设和社会文化发展异常关键的五年。在新的历史阶段，习近平总书记就北京市工作作出了一系列指示，要求北京明确新时期首都城市战略定位、治理“城市病”和着力推动京津冀协同发展，明确了北京作为“全国政治中心、文化中心、国际交往中心、科技创新中心”的城市战略定位。当前，国家和北京市正在围绕转变发展方式，提升发展质量，大力实施主动调控。新的历史时期、新的目标和战略定位也对顺义区的卫生事业发展提出了更高的要求。作为北京市东部发展带的重要节点，顺义区是中心城区人口与职能疏解的主要载体，将是首都新功能区和新增人口的主要聚集地。围绕构建

“一港、两河、三区、四镇”的区域总体布局，全区医疗卫生资源分布也应当与之相适应，卫生事业发展应不断满足人民群众对卫生服务的需要。此外，北京市现已进入快速老龄化的阶段，顺义区的老年人口比例也呈上升趋势。应当对老龄化社会的到来，以及老年人口的养老和就医问题引起足够的重视。随着公立医院改革的深入，国家对公立医院的功能定位和发展方向也都作出了进一步的要求。如何加强社区卫生服务力量，构筑健康的医疗服务体系，引导居民合理就医，促进优质医疗资源下沉，吸引社会资本办医，完善医疗卫生服务质量和医院绩效的监控评估体系，确保居民能够获得安全、有效、方便和廉价的医疗服务，已成为能否顺利完成公立医院改革任务的关键。此外，对居民健康影响较大的心脑血管疾病、呼吸系统疾病、精神疾病等慢性非传染性疾病，对顺义区的健康教育、预防保健、院前急救、精神卫生、中医药事业的发展也都提出了更高的要求。

在“十三五”到来之际，面对目前存在的问题，展望新的发展目标，应当在深入研究、仔细思考、反复论证的基础上，科学制定发展规划，方能准确把控，全面推进顺义区“十三五”期间卫生事业的发展，使全体居民享受到更安全、高效和满意的卫生服务。

通过对顺义区“十二五”期间社会与人口发展状况与卫生事业发展基本情况的梳理，分析顺义区医疗卫生事业发展现状，找出卫生服务体系中存在的薄弱环节。针对上述问题开展前瞻性研究，探讨卫生事业发展趋势，理清卫生事业发展的总体思路、基本原则和发展目标，提出科学合理、可操作性强的发展路径和解决方案，并以此为基础制定“十三五”卫生事业发展规划。

目　录

第一部分　顺义区居民家庭卫生服务调查

第二部分　顺义区“十三五”前期卫生事业发展研究

第一部分

顺义区居民家庭卫生服务调查

第一章　调查研究基本情况

一、调查背景与目的

家庭卫生服务调查的主要目的是通过了解居民对卫生服务需要、需求与利用，以及对医疗服务的满意度等信息，客观反映卫生事业改革与发展成就及问题，预测卫生服务需要、需求及利用的变化趋势，为制定卫生事业发展规划、评价医改实施效果提供依据。我国的国家卫生服务调查开始于 1993 年，每五年开展一次，最近一次调查于 2013 年在全国范围内开展。历次国家卫生服务调查的结果对于全面认识我国居民卫生服务的现状和发展趋势提供了重要数据，为我国医疗卫生体制改革和政策制定提供了决策依据。近年来，随着地方财政资金的增长，一些省、市开始在国家卫生服务调查的基础上进行扩点调查，其目的是积累地方数据，以供决策参考。顺义区在 2009 年进行了一次卫生服务调查，该调查采用了第四次国家卫生服务调查问卷，其结果在指导基层医改政策制定中起到了非常重要的作用。因此，虽然顺义区未在北京市 2013 年第五次卫生服务调查的样本区县范围之内，但是顺义区决定在 2015 年——“十二五”即将结束之际进行新一轮卫生服务调查，以对“十三五”期间顺义区域卫生规划的制定提供直接指导。两次调查均由北京大学公共卫生学院进行设计和实施。

本次顺义区居民家庭卫生服务调查的具体目的包括以下五个方面。

（1）调查顺义区城市、农村及城乡结合部居民卫生服务需要及主要健康问题，分析卫生服务需要的变化趋势及影响因素。

（2）调查顺义区城市、农村及城乡结合部居民医疗卫生服务需求和利用水平及特点，分析居民服务需求、利用的变化趋势及影响因素，分析居民服务利用的经济负担。

（3）调查顺义区城市、农村及城乡结合部居民医疗保障水平，分析医疗保障制度对居民卫生服务利用产生的影响，对减轻居民医疗经济负担的作用。

（4）调查顺义区医疗服务提供和利用各方的期望，分析不同群体对医疗卫生服务认识的异同点，探讨医患关系和谐发展的有效途径。

（5）调查顺义区城市、农村及城乡结合部居民的慢性病管理、健康生活方式、疾病预防控制知识和卫生应急知识与行为的现状。

二、调查方法

家庭健康调查采用多阶段分层整群随机抽样的方法，在顺义区中抽取了9个乡镇（街道）、18个行政村（居委会）、900户。具体调查乡镇（街道）及行政村（居委会）如下。

样本乡镇（街道）包括：光明街道和旺泉街道两个城市街道；仁和镇、杨镇、南法信镇和牛栏山镇四个城乡结合部乡镇；北石槽镇、南彩镇和张镇三个农村乡镇。

样本行政村（居委会）包括：裕龙三区社区居委会、金汉绿港社区居民委员会、西辛社区居委会、宏城花园社区居委会、窑坡村委会、陶家坟村委会、齐家务村委会、高各庄村委会、龙王头村委会、芦正卷村委会、华英园社区居委会、西海洪村委会、望渠村委会、于辛庄村委会、吕布屯村委会、赵各庄村委会、东辛庄村委会和中滩营村委会。

在样本村（居委会）抽取样本户的方法是：首先，将样本村（居委会）内全部住户（包括非本地户口住户）按名单顺序编号，然后根据本村（居委会）应抽取的样本户数确定抽样间隔，抽样间隔的计算方式如下。

样本点抽样间隔 = 本村（居委会）内户数 /100（四舍五入，取整数）

最后，确定抽样住户。首先随机抽一张人民币，取其末四位数，该数除以抽样间隔后的余数确定为K值，则K≤抽样间隔。K值为被抽第1个住户编号，K 值加抽样间隔为被抽中的第 2 个住户编号，K 值加两个抽样间隔为第 3 个被抽住户编号，以此类推。

对于抽取确定的样本住户，由经过培训合格的调查员按照调查表的项目对抽取调查户中的所有常住人口逐一进行询问调查。现场调查工作设调查员和调查指导员。调查员负责入户调查，调查指导员负责调查的协调、联络、组织、指导、检查及验收工作。

家庭健康调查问卷由家庭一般情况、家庭成员健康情况、15~49 岁已婚育龄妇女情况、5 岁以下儿童情况、60 岁及以上老年人口情况、两周病伤情况、住院病人情况等六个方面组成。现场调查时间为 2015 年 7 月下旬至 8 月上旬。

三、质量控制

为了保证调查顺利开展和调查质量，项目组对调查的每一个环节都实行严格的质量控制，并将质量控制措施贯穿于调查的全过程。

1. 调查方案设计和试调查

调查方案设计遵循科学、合理和可行的原则，围绕调查目的对调查指标进行认真筛选和清晰的解释。针对调查方案组织了多轮专家咨询，参加咨询的专家包括国家卫生服务调查、公共卫生、卫生规划、卫生管理者等方面的专家。调查方案设计完成后，组织开展预调查活动，在顺义区选择城市、农村和城乡结合部各一个调查点进行试调查，根据试调查情况修改完善调查表，积累现场调查组织实施的经验。

2. 电子调查系统的设计和实施

本次调查率先采用了无纸化电子调查系统。由专业计算机公司设计了电子调查系统，该系统可以在手机及平板电脑的安卓系统上使用。通过调查设计方与计算机专业人员多次讨论确定调查系统，并且通过试调查对于调查系统的稳定性和差错率进行评定和完善。电子调查系统采取离线存储数据方式，每天结束调查后由调查指导员监督每位调查员上传数据，项目团队安排专人每天对数据汇总和核实，有问题当天联系调查员处理解决。

3. 调查人员的选择与培训

调查人员由北京大学公共卫生学院的研究生担任。调查前期，统一组织培训，明确调查的目的和意义，了解调查设计的原则和方法，统一指标的含义及填写要求，了解调查员可能导致什么样的调查质量问题，掌握访问的程序，明确现场调查的工作纪律，以保证调查工作的质量和进程。

4. 调查质量核查

参考《国家卫生服务调查调查人员职责及现场工作准则》的要求对调查人员的职责和工作方式进行核查和督导。

四、调查内容

家庭健康调查的主要内容包括：（1）顺义区居民卫生服务需要，调查人口与社会经济学特征、健康状况的自我评价、居民患病伤情况、失能状况、健康危险因素等；（2）顺义区居民卫生服务需求与利用，因病治疗情况、需求满足程度及未满足原因，公共卫生、妇幼保健、门急诊、住院服务的利用情况，以及个人医药费用的支付情况等；（3）城乡居民医疗保障，医疗保障系统的组成、医疗保险覆盖情况；（4）顺义区居民的满意度，包括对服务系统、服务提供过程、医疗保障水平等满意度。

五、分析方法

本报告采用描述性分析方法对调查资料进行现状描述和变化趋势分析，比较顺义区不同时期、不同地区、不同人群卫生服务需要、需求、利用及其影响因素的变化。

1. 现状描述

包括总体状况、不同地区（包括城市、城乡、农村）、不同人群（包括不同医疗保障人口、老年人口）的卫生服务需要、需求、利用的情况。对重点疾病（高血压病）的防治情况进行阐述。

2. 不同特征人群的差异比较

比较城市、城乡和农村地区、不同性别、年龄、婚姻状况、职业状况、医疗保险、收入水平人群间的差异。

3. 变化趋势分析

将本次调查的结果与2009年卫生服务调查主要结果相比较，来分析顺义区不同地区、不同人群卫生服务需要、需求、利用及其影响因素的变化趋势。

4. 主要分组情况的说明

由于顺义区不同地区经济结构不同，人口、自然环境和地理分布也存在差异，在分析时突出城市、城乡和农村，并比较不同收入组间的差异。地区分类，则考虑顺义区的实际情况，将顺义区分为城区、城乡结合部和农村三类。根据行政区划，顺义区有6个城市（街道办事处）、7个城乡结合部（地区办事处）、12个农村（镇）。2014年常住人口中，城市、城乡、农村人口比例约为2∶3∶4，地区分类中考虑到河东、河西的乡镇分布情况、人口结构情况和经济发展水平情况等。收入分组在城市、城乡和农村分别按照家庭人均年收入将所有被调查者等分为三组，分别定义为低收入组、中等收入组、高收入组。在没有特殊说明的情况下，收入分组均按此分类方法。

六、报告内容

此报告第一部分共分九章。第一章为调查研究基本情况，简单介绍调查背景及本报告的分析方法及研究内容。第二章为调查家庭人口基本情况，详细描述了调查家庭的经济状况、生活环境、调查人口社会学特征、卫生服务可及性等。第三章为居民健康及卫生服务需要，描述了15岁以上人口对自己健康状况的评价，详细分析了调查地区居民两周患病、慢性病患病水平、特点及其变化趋势。第四章为居民医疗服务需求、利用及费用，分析了居民门诊和住院服务利用的特点，包括利用水平、就医行为、医疗费用，以及服务需求未满足的程度及原因等。第五章为卫生系统反应性及居民满意度，通过门诊及住院患者关于就医过程满意度及卫生系统反应性调查结果的分析，详细描述了居民对医疗服务的总体满意度及居民不满意的主要方面。第六章为妇幼卫生保健，对15~49岁已婚育龄妇女孕产期保健、分娩及费用、5岁以下儿童计划免疫、儿童保健等情况进行了描述性分析。第七章为老年群体卫生服务需要、需求与利用，对60岁及以上老年人口的健康状况与卫生服务需要、需求、利用、社会支持与社会参与等情况进行了全面的分析。第八章为健康相关的行为与生活方式，对居民吸烟、饮酒、体育锻炼、健康体检及高血压病防治进行了一般性的描述。第九章为问题分析及政策建议，在对存在问题分析后，对政策提出了建议。

第二章　调查家庭人口基本情况

本章关注调查人口的基本社会经济特征，以及卫生服务可及性。具体而言，本章将从家庭规模、家庭收入和支出情况等方面描述调查人口家庭的基本特征；从调查人口性别、年龄、婚姻状况、文化程度、就业情况等方面描述调查人口的特点；从就医距离、医疗保险覆盖情况、家庭医药卫生支出等方面描述卫生服务可及性。

本次共调查 881 户，2598 人。家庭常住人口平均为 3.0 人。调查人口中男女性别比，城市为 0.96，城乡为 1.02，农村为 0.97。15 岁以下人口占调查人口的 9.4%，60 岁及以上人口占 29.4%。15 岁及以上调查人口中，在婚占 10.0%，文盲、半文盲占 4.0%，无业、失业、半失业者占 22.7%。城市调查家庭人均年收入 33871.6 元，人均年支出为 19540.4 元。城乡调查家庭人均年收入 15605.3 元，人均年支出为 12427.8 元。农村调查家庭人均年纯收入为 15601.4 元，人均年支出为 10543.0 元。

城市 48.1%的被调查家庭距最近医疗点的距离在 1 千米以内，38.9%的家庭到最近医疗点的时间不超过 10 分钟。城乡 39.5%的被调查家庭距最近医疗点的距离在 1 千米以内，31.9%的家庭到最近医疗点的时间不超过 10 分钟。而农村 26%的家庭距离医疗点距离在 1 千米以内，16.7%的家庭距医疗点的距离超过 5 千米；24.3%的家庭在 10 分钟内可到达医疗点，25.4 %的家庭到医疗点的时间超过 20 分钟。

86.7%的被调查人口参加了社会医疗保险，城市 76.7%、城乡 88.3%、农村 90.2%。城市地区 44.8%的居民加入了城镇职工基本医疗保险，24.1%的人加入了城镇居民医疗保险。在城乡地区，加入了城镇职工基本医疗保险和城镇居民医疗保险的居民均占18.5%，另有50.0%的居民参加了新型农村合作医疗。农村地区，62.4%的居民参加了新型农村合作医疗，26.4%的居民加入了其他社会医疗保险。

第一节　调查家庭基本特征

一、调查样本与家庭规模

本次调查共抽取了9个街道（乡镇），每个街道（乡镇）抽取2个居委会（村），共18个居委会（村）。共调查了881户，2598人。其中，9个调查街道（乡镇）具体调查按经济状况等分为城市地区、城乡地区和农村地区。从具体的户数、人口数（见表2-1）。从中可以看出，调查地区家庭平均常住人口为3.0人。其中，城乡地区家庭平均人口高于其他两个地区，达到3.2人。

表2-1　2015年调查范围和规模

样本情况	整体合计	城市合计	城乡合计	农村合计
样本村街道数	18	4	6	8
样本户数	881	181	300	400
样本人口	2598	532	950	1116
家庭平均人口	3.0	2.9	3.2	2.8

二、收入及支出情况

1. 家庭收入与支出的内涵

调查详细询问了城乡居民家庭的收支情况。城市家庭收入是指家庭一年从各种来源得到的全部现金收入，包括经常性收入和一次性收入，不包括周转性收入，如提取银行存款、向亲友借款、收回借出款及其他各种暂收款。农村家庭收入是指居民家庭纯收入，即农村常住居民家庭总收入中，扣除从事生产和非生产经营费用支出、缴纳税款和上交承包集体任务金额以后剩余的，可直接用于进行生产性、非生产性建设投资、生活消费和积蓄的那一部分收入。

2. 调查地区家庭收入情况

调查结果显示，2015 年调查城市家庭人均年收入为 33871.6 元，农村家庭人均年纯收入为 15601.4 元，整体人群的人均年收入为 19483.1 元。城市地区人均年收入明显高于城乡和农村地区的人均年收入，城乡与农村地区人均年收入无较大差异。

3. 调查地区家庭支出情况

城市家庭人均年支出为 19540.4 元，农村人均年支出为 10543.0 元，整体人群的人均年支出为 12064.2 元。随着所处的地区经济情况的不同，从城市到农村，人均年支出呈现下降趋势（见表 2-2）。

表 2-2　调查家庭人均年收入和人均年支出（元）

调查时间	整体合计	城市合计	城乡合计	农村合计
人均年收入				
2015 年	19483.1	33871.6	15605.3	15601.4
人均年支出				
2015 年	12064.2	19540.4	12427.8	10543.0

第二节　调查人口基本特征

一、调查人口的性别构成

在调查人口中，男女性别比例相当。除了城乡地区男女比例接近 1.02 外，城市地区和农村均男性少于女性（男女比城市为 0.96，农村 0.97）。见表2-3。

表 2-3　2015 年调查人口性别构成（%）

性别	整体合计	城市合计	城乡合计	农村合计
男性	49.6	49.0	50.4	49.2
女性	50.4	51.0	49.6	50.8
男女性别比	0.98	0.96	1.02	0.97

二、调查人口的年龄构成

调查人口年龄分布（见表 2-4）与 2009 年相比，调查地区常住人口年龄结构有以下特点：一是人口老龄化程度进一步加剧，尤其是农村地区，城市、城乡、农村 60 岁及以上老年人口的比例分别达到 25.2%、28.5%和 32.3%；二是农村地区 15 岁以下年龄组和 60 岁及以上年龄组比例增多，这与农村年轻人口外出，农村常住人口中 15~44 岁各年龄组比例降低有很大关系。

表 2-4　调查人口年龄构成（%）

年龄组	整体合计	城市合计		城乡合计		农村合计	
		2015 年	2009 年	2015 年	2009 年	2015 年	2009 年
15 岁以下	9.4	12.1	13.0	10.0	—	7.1	8.6
15~29 岁	14.3	12.0	18.7	16.0	—	14.1	22.6
30~44 岁	16.7	26.3	28.1	16.9	—	12.0	18.8
45~59 岁	30.2	24.4	20.9	28.5	—	34.5	30.2
60 岁及以上	29.4	25.2	19.3	28.5	—	32.3	19.8

三、调查人口年龄结构的性别差异

除城乡地区外，男性 25 岁以前各年龄组所占比例均高于女性中相应年龄组所占的比例；男性中 65 岁及以上人口所占的比例低于女性中 65 岁及以上人口的比例。城乡地区男女相应年龄组基本持平。总的情况：即男性低年龄组所占比例比女性低年龄组所占比例高，相比女性，男性人口偏年轻（见表 2-5）。

表 2-5　2015 年调查人口性别年龄构成（%）

年龄组	整体合计		城市合计		城乡合计		农村合计	
	男性	女性	男性	女性	男性	女性	男性	女性
0~4 岁	4.6	3.5	4.3	3.7	5.7	3.6	3.6	3.2
5~14 岁	5.7	4.5	8.5	7.4	6.1	4.5	4.0	3.4
15~24 岁	6.5	5.4	7.0	7.4	7.0	5.3	6.0	4.4
25~34 岁	15.1	15.5	15.1	17.8	17.8	15.6	12.8	14.3
35~44 岁	10.2	9.5	15.9	13.0	10.1	10.2	7.7	7.3
45~54 岁	18.9	19.0	15.1	14.3	17.4	18.6	22.0	21.7
55~64 岁	22.0	23.4	18.2	20.8	19.5	24.1	25.9	24.0
65 岁及以上	17.0	19.2	15.9	15.6	16.4	18.1	18.0	21.7

四、调查地区 15 岁及以上人口的婚姻状况及其构成

调查结果显示，15 岁及以上人口中，未婚者占 10.0%，在婚者 84.1%，离婚者 5.3%，丧偶者 0.6%。与 6 年前相比，各地区未婚人口比例在下降，离婚人口比例在上升；离婚比例城乡、农村均高于城市；其中农村地区离婚比例最高，达到 5.9%（见表 2-6）。

表 2-6　调查 15 岁及以上人口婚姻状况构成（%）

婚姻状况	整体合计		城市合计		城乡合计	农村合计	
	2015 年	2009 年	2015 年	2009 年	2015 年	2015 年	2009 年
未婚	10.0	17.0	11.2	14.8	9.8	9.5	18.0
在婚	84.1	76.7	85.1	80.3	83.6	83.9	75.2
离婚	5.3	0.8	3.4	1.1	5.6	5.9	0.6
丧偶	0.6	5.5	0.2	3.8	0.8	0.5	6.2

续表

婚姻状况	整体合计		城市合计		城乡合计	农村合计	
	2015 年	2009 年	2015 年	2009 年	2015 年	2015 年	2009 年
其他	0.1	—	—	—	0.1	0.1	—

五、调查地区 15 岁及以上人口的文化程度及构成

1. 文化程度构成

城市人口以大学及以上、高中学历居多，分别占 28.1%、24.4%；城乡和农村人口以初中学历（42.2%、42.0%）、高中学历（23.5%、20.4%）居多。城市中没上过学的人口占 1.9%，农村这一比例也仅有 5.2%。从总体来看，文化程度的地区差别明显，在经济发展好的地区，人口整体受教育程度高。与 2009 年之前相比，各地区没上过学的人口比例降低，初中及以上学历人口比例升高（见表 2-7）。

表 2-7　调查 15 岁及以上人口受教育程度构成（%）

受教育	整体合计		城市合计		城乡合计	农村合计	
	2015 年	2009 年	2015 年	2009 年	2015 年	2015 年	2009 年
没上过学	4.0	7.1	1.9	4.3	3.8	5.2	8.3
小学	15.7	13.1	5.5	7.0	16.6	19.5	15.6
初中	38.2	39.1	22.3	24.0	42.2	42.0	45.6
高中、技校	22.3	24.1	24.4	27.8	23.5	20.4	22.5
大专	9.8	8.5	17.8	17.1	8.8	7.1	4.8
大学及以上	10.0	8.1	28.1	19.8	5.1	5.8	3.2

2. 不同文化程度人群的年龄构成

通过调查可以发现，文化程度较低的人群主要集中在中、老年人。如在没上过学的人口中，65 岁及以上人口占 57.4%；而在文化程度较高的人口中，

高年龄人口所占比例较低，大学及以上文化程度的人口中，65 岁及以上人口仅占 6.4%（见表 2-8）。

表 2-8　2015 年不同受教育程度的年龄构成（%）

年龄组	没上过学	小学	初中	高中	技工学校	中专/中技	大专	大学及以上
15~24 岁	2.1	0.0	2.1	11.7	18.2	11.1	13.9	16.7
25~34 岁	2.2	1.7	5.9	11.5	59.2	44.5	46.2	46.5
35~44 岁	2.1	4.1	9.5	12.0	13.6	16.0	16.5	19.7
45~54 岁	5.3	12.0	33.6	25.4	0.0	6.9	7.4	9.0
55~64 岁	30.9	31.4	30.4	34.9	9.0	11.1	10.4	1.7
65 岁及以上	57.4	50.8	18.5	4.5	0.0	10.4	5.6	6.4

六、调查地区 15 岁及以上人口的就业状况

调查询问了 15 岁及以上人口的就业状况和职业类型，从就业状况总体来看，在业占了一半的比例，其次是离退休人员和失业或无业人员。总人口中失业或无业的比例为 22.7%，城市最低（10.8%），城乡次之，农村达到了 26.0%，相比于 2009 年的统计数字；无论从总体还是从各地区失业或无业比例来看，均有明显下降，离退休比例明显上升（见表 2-9）。就业状况，城乡和农村地区主要以从事农业劳动（占 25.5%、28.3%）和商业服务业（占 19.3%、19.4%）为主，城市地区则以专业技术人员（占 28.0%）和办事人员（占 23.6%）为主（见表 2-10）。

表 2-9　调查 15 岁及以上人口就业状况构成（%）

就业状况	整体合计		城市合计		城乡合计	农村合计	
	2015 年	2009 年	2015 年	2009 年	2015 年	2015 年	2009 年
在业	50.9	51.8	50.4	52.1	52.8	49.5	51.7
离退休	22.3	11.2	33.0	24.1	18.0	20.9	5.6

续表

就业状况	整体合计		城市合计		城乡合计	农村合计	
	2015 年	2009 年	2015 年	2009 年	2015 年	2015 年	2009 年
在校学生	4.2	6.9	5.8	7.8	4.0	3.6	6.6
失业或无业	22.7	30.1	10.8	16.0	24.4	26.0	36.1

表 2-10　15 岁及以上在业或离退休调查人口职业状况构成（%）

职业状况	整体合计	城市合计	城乡合计	农村合计
机关企事业负责人	8.0	19.5	3.8	5.3
专业技术人员	19.5	28.0	19.8	14.7
办事人员	15.7	23.6	15.0	12.1
商业/服务业员工	18.8	16.7	19.3	19.4
农林牧渔水利业生产人员	21.5	2.8	25.4	28.3
生产运输设备操作人员	6.6	2.6	8.1	7.5
军人	0.7	0.5	0.8	0.7
其他	9.2	6.1	7.9	12.1

第三节　调查人口卫生服务可及性

卫生服务的可及性主要包括两个方面的内容，一是距离上的可及性，也就是到达医疗卫生机构的方便程度，通常用离医疗机构的距离或到达医疗机构所需要的时间表示；二是经济上的可及性，也就是有无支付能力，通常经济上的可及性考察的是否有享有医疗保障制度和经济收入水平。

一、调查住户离最近的医疗机构的距离与时间

1. 调查住户离最近医疗机构的距离

调查结果显示，居民在距离上就医可及性较好，各个地区距最近医疗机构

距离集中在3千米内。36.7%（城市48.1%，城乡39.5%，农村26.0%）的家庭离最近医疗点在1千米以内；10.6%（城市0.5%，城乡10.6%，农村16.7%）的家庭距离最近医疗点的距离在5千米以上。农村地区家庭距离最近医疗点的距离相比于城市地区距离要远（见表2-11）。

表2-11　2015年调查住户距最近医疗机构距离（千米）距离最近和时间（分钟）

距离和时间	整体合计	城市合计	城乡合计	农村合计
距离				
不足1千米	36.7	48.1	39.5	26.0
1千米~2千米	19.7	27.6	17.0	18.3
2千米~3千米	19.2	16.6	17.0	23.7
3千米~4千米	6.7	5.4	9.6	3.7
4千米~5千米	7.1	1.6	6.3	11.7
5千米及以上	10.6	0.5	10.6	16.7
时间				
5分钟内	6.9	6.5	9.1	4.3
5~9分钟	24.0	32.4	22.8	20.0
10~19分钟	47.0	43.8	45.3	50.3
20~29分钟	11.7	14.1	9.1	13.4
30分钟及以上	10.4	3.2	13.7	12.0
15分钟内能到达	77.4	82.2	77.2	74.7

2. 调查住户到达最近医疗机构所需要时间

30.9%（城市38.9%，城乡31.9%，农村24.3%）的家庭在10分钟以内可以到达最近医疗点。各地区到达最近医疗机构的时间集中在10~19分钟（城市43.8%，城乡45.3%，农村50.3%），城乡和农村地区时间在30分钟及以上仍占有一定的比例（城乡13.7%，农村12.0%）。

15分钟内能到达最近医疗机构的比例为77.4%（城市82.2%，城乡

77.2%，农村 74.7%），城乡和农村的比例略低于城市地区。

二、调查地区医疗保障覆盖情况

1. 调查人口参加社会医疗保险的情况

调查地区 97.7%的居民参加了不同形式的社会医疗保险：城市地区居民社会医疗保险覆盖率为 97.4%，其中 44.8%的被调查者参加了城镇职工基本医疗保险，24.1%参加了城镇居民医疗保险；农村居民社会医疗保险覆盖率为 98.2%，其中 62.4%的被调查者参加了新型农村合作医疗，16.1%的人参加了城镇职工基本医疗保险。城乡地区医保参保基本情况与农村地区相近，新农合占 50.0%，城镇职工医疗保险和城镇居民保险各占 18.5%。参加基本医疗保险（包括城镇职工、城镇居民、新农合、城乡居民医疗保险）的比例为 86.7%，城市地区为 76.7%，而农村达到了 90.2%（见表 2-12）。

表 2-12　2015 年调查人口参加社会医疗保险构成（%）

医保类型	整体合计	城市合计	城乡合计	农村合计
参加基本医保比例	86.7	76.7	88.3	90.2
城镇职工	22.9	44.8	18.5	16.1
城镇居民	16.1	24.1	18.5	10.3
新农合	46.5	7.0	50.0	62.4
城乡居民	1.2	0.8	1.3	1.4
商业保险	7.6	14.9	6.4	5.2
其他保险	3.4	5.8	2.6	2.8
无任何医保	2.3	2.6	2.7	1.8

三、调查家庭医药卫生支出

城乡居民家庭年人均医药卫生支出费用为 3800 元，占家庭生活消费性支出的33.9%。城市人均医药卫生支出3733元、城乡4117元、农村3589元，分别占消费性支出的13.0%、44.0%和35.8%。城乡地区人均年卫生支出相比其他地区最高，占总支出比例最大，占总支出超过20%和40%，分别达到了42.2%和23.5%。

不同收入水平的家庭的人均卫生支出并未有较大差距，但低收入家庭的卫生支出占总支出的比例达到了64.0%，而高收入家庭只有13.2%（见表2-13）。

表2-13　家庭医药卫生均数占比（%）

项目	人均年卫生支出	卫生总支出	占总支出超40%	占总支出超20%
整体合计	3800	33.9	20.3	38.4
城市合计	3733	13.0	8.1	28.1
城乡合计	4117	44.0	23.5	42.2
农村合计	3598	35.8	23.7	40.4
低收入	3785	64.0	36.5	55.8
中收入	3387	23.7	18.0	35.6
高收入	4122	13.2	6.1	23.5

第三章　居民健康及卫生服务需要

本章包括居民自我健康评价、两周患病率、慢性病患病率、疾病严重程度（如两周患病持续天数）、失能（如卧床、休工、休学等短期失能和长期失能）等指标来反映调查地区居民健康及卫生服务需要。

调查人口的两周患病率为 29.0%（城市 19.3%、城乡 30.6%、农村 32.2%），85.8%的两周患病为慢性病持续到两周内的。两周每千人口患病天数平均为 4538 天，两周每千人口卧床天数为 177 天，两周每千人口休工天数为 115 天，两周每千人口休学天数为 53 天。调查人口慢性病患病率为 65.7%（城市 58.4%、城乡 67.3%、农村 67.5%）。患病率较高的五种慢性病分别是：高血压、糖尿病、椎间盘疾病、其他运动疾病及脑血管病。

第一节　居民自我健康评价

根据国际经验，本次调查选择了五个健康自我评价的指标及健康综合评分对健康进行评价，即行动、自己照顾自己、日常活动、疼痛/不适和焦虑/抑郁、自我评价健康得分。

一、自我健康评价总体情况

被调查者在“行动”方面存在中度和严重困难的比例占 9.7%；“自己照顾自己”有中度及以上困难的占 5.5%；“日常活动”有困难的比例占 7.2%；身体有中度及其以上程度“疼痛/不舒服”的占 18.5%；“焦虑和抑郁”的比例占 5.5%。由此可以发现，“身体疼痛/不适”方面存在问题最多，比例最大，其次为“行动”。调查人口自我评价健康得分平均为78分（见表3-1）。

二、自我健康评价的地区差异

城乡和农村居民除回答“焦虑和抑郁”的比例低于城市居民外，其他健康有问题的比例均高于城市居民，尤其是在“行动”和“日常活动”这两个方面。城市居民自我评价健康得分平均为82分，也高于城乡居民（77分）和农村居民（77分）（见表3-1）。

表3-1　调查人口自我健康评价（%）

自评健康	整体合计	城市合计	城乡合计	农村合计
行动方面				
无任何困难	90.3	92.9	90.7	88.9
有些不便	8.6	6.7	8.2	9.7
不能下床活动	1.1	0.4	1.1	1.4
自我照顾				
无任何困难	94.5	97.2	93.7	93.9
有些问题	4.2	2.4	5.2	4.2
无法盥洗或穿衣服	1.3	0.4	1.1	1.9
日常生活				
无任何问题	92.8	96.4	92.1	91.6
有些问题	5.5	3.0	6.4	6.0
无法从事日常活动	1.7	0.6	1.5	2.4
疼痛或不舒服				
无疼痛或不舒服	81.5	83.0	81.4	80.9
自觉中度疼痛	18.1	17.0	18.4	18.4
自觉极度疼痛	0.4	0	0.2	0.7
焦虑或抑郁				
不觉	94.5	93.1	94.3	95.3
自觉中度	5.2	6.7	5.5	4.2
自觉极度	0.3	0.2	0.2	0.5
健康分值				
平均分	78	82	77	77

第二节　两周患病情况

与以往调查一致，本次调查所定义的“两周患病”，主要是从医疗卫生服务需要的角度去判断被调查者对疾病的自身感受，是自我报告的“两周患病”。具体为：（1）两周内自觉身体不适，去医疗卫生单位就诊治疗；（2）两周内自觉身体不适，未去就诊单位诊治，但自服药物或采取一些辅助治疗；（3）两周内自觉身体不适，未去就诊治疗，也未采取自服药物或辅助疗法，但因身体不适休工、休学或者卧床一天及以上者。上述三种情况有其一者，认为“两周患病”。

一、两周患病率

1. 定义

调查通过询问调查前两周内被调查者患病情况来估算两周患病率，用每百人两周内患病人数或者例数（人次数）来表示，本报告采取后种定义。

2. 总体情况

本次调查的 2598 人中，共有 753 人次患病，两周患病率为 29.0%，比 2009 年上升了 6.0 个百分点。

3. 地区差异

两周城市患病率为 19.3%，城乡为 30.6%，农村为 32.2%，城市地区居民两周患病率明显低于城乡和农村地区。城市地区比 2009 年下降了 8.1 个百分点，农村地区比 2009 年上升了 11.2 个百分点（见表 3-2）。

表 3-2　调查地区居民两周患病率（%）

调查时间	整体	城市	城乡	农村
	合计	合计	合计	合计
2015 年	29.0	19.3	30.6	32.2

续表

调查时间	整体	城市	城乡	农村
	合计	合计	合计	合计
2009年	23.0	27.4	—	21.0

4. 性别差异

男性两周患病率为27.0%（城市17.1%、城乡28.5%、农村30.6%），低于女性的31.7%（城市21.9%、城乡32.8%、农村34.0%）。在调查的各类地区，女性两周患病率均高于男性（见表3-3）。

表3-3　2015年调查地区不同性别居民两周患病率（%）

性别	整体	城市	城乡	农村
	合计	合计	合计	合计
男性	27.0	17.1	28.5	30.6
女性	31.7	21.9	32.8	34.0

5. 年龄别差异

年龄别两周患病率呈“两边高，中间低”的分布，5~14岁年龄组两周患病率最低，为5.2%，0~4岁组为18.1%，65岁及以上年龄组的两周患病率达55.5%。5~14岁年龄组城市地区患病率明显低于城乡和农村，在45岁以上年龄组城乡和农村高于城市地区（见表3-4）。

表3-4　2015年调查地区居民年龄别两周患病率（%）

年龄组	整体	城市	城乡	农村
	合计	合计	合计	合计
0~4岁	18.1	9.5	28.9	15.8
5~14岁	5.2	9.3	4.0	2.4
15~24岁	6.4	7.7	5.1	7.0

续表

年龄组	整体	城市	城乡	农村
	合计	合计	合计	合计
25~34 岁	7.3	8.0	6.4	7.9
35~44 岁	16.8	14.3	13.5	22.9
45~54 岁	30.1	18.2	32.5	32.3
55~64 岁	40.4	30.1	42.3	42.8
65 岁及以上	55.5	37.3	64.4	55.7

6. 受教育程度别差异

低文化程度人群两周患病率较高，未上过学者两周患病率最高（55.3%），其次是小学文化程度的人群（48.9%），大学及以上者患病率最低（11.2%）。随着受教育程度的增加，各地区两周患病率均呈下降趋势。与2009年相比，低受教育程度者两周患病率上升，高受教育程度者下降（见表3-5）。

表3-5　调查地区15岁及以上人口受教育程度别两周患病率（%）

教育程度	整体合计		城市合计		城乡合计	农村合计	
	2015 年	2009 年	2015 年	2009 年	2015 年	2015 年	2009 年
没上过学	55.3	44.0	66.7	64.2	50.0	56.6	39.5
小学	48.9	45.1	32.0	66.7	53.8	47.8	40.9
初中	35.8	23.6	26.0	36.0	36.5	37.6	20.9
高中、技校	25.7	17.0	28.6	22.0	25.9	24.4	14.3
中专	12.5	14.8	25.0	34.2	5.7	10.9	4.2
大专	13.0	15.9	13.3	21.3	9.3	16.4	7.6
大学及以上	11.2	9.1	10.7	11.5	9.5	13.3	2.6

7. 收入别差异

整体两周患病率随经济收入的上升而下降，各地区也呈现这个趋势。地区间不同收入组城市患病率明显低于城乡和农村，城乡和农村不同收入组两周患病率相近（见表3-6）。

表3-6　2015年调查地区不同收入别居民两周患病率（%）

性别	整体	城市	城乡	农村
	合计	合计	合计	合计
低收入	35.6	22.7	35.9	37.2
中等收入	30.7	15.8	30.3	35.1
高收入	20.9	18.9	22.1	22.2

二、两周患病发病时间及发病类型

本次调查两周患病中有85.8%为慢性病持续到两周内，9.9%为两周内新发疾病，3.3%为急性病两周前发生。城市地区两周患病中慢性病持续到两周内的比例为71.4%，农村地区高达91.0%，城乡为86.1%。与2009年相比，慢病持续两周内比例增大，两周内新发比例减少（见表3-7）。

表3-7　2015年调查地区两周患病时间构成（%）

发病时间	整体合计		城市合计		城乡合计	农村合计	
	2015年	2009年	2015年	2009年	2015年	2015年	2009年
两周内新发	9.9	21.1	22.2	22.2	11.2	5.9	20.4
急性病两周前	3.3	5.1	6.4	4.1	2.7	3.1	5.7
慢病持续两周内	85.8	73.8	71.4	73.7	86.1	91.0	73.9

三、两周患病的疾病构成

1. 疾病系统别两周患病率

按照疾病系统分析两周患病率，排在前五位的分别是循环系统

(160.5‰)、肌肉骨骼（32.7‰）、呼吸系统（29.3‰）、内分泌及营养(25.8‰)、消化系统（18.9‰）。各地区循环系统疾病占两周患病率的最大(城市71.6‰、城乡166.5‰、农村197.8‰)，城市地区呼吸系统的两周患病率的比例明显高于城乡和农村，农村和城乡地区消化系统和内分泌系统患病率高于城市地区（见表3-8)。

表3-8 调查地区疾病系统别两周患病率（‰)

疾病分类	整体合计	城市合计	城乡合计	农村合计
循环系统	160.5	71.6	166.5	197.8
呼吸系统	29.3	54.6	28.5	18.0
消化系统	18.9	7.5	26.3	18.0
肌肉骨骼	32.7	20.7	29.5	12.8
内分泌营养	25.8	18.8	30.6	41.3
泌尿、生殖	3.4	3.8	5.3	1.8
损伤中毒	1.2	1.9	1.1	0.9
神经系统	3.1	1.9	2.1	4.4
皮肤	3.1	3.8	3.2	2.7
传染病	1.2	3.8	1.1	—

2. 疾病别两周患病率

按照疾病别分析两周患病，处于前五位的分别是：高血压、糖尿病、其他运动系统疾病、椎间盘疾病、脑血管疾病。城市和农村高血压病的两周患病率高低相差较大，城乡和农村相近，但都是排在疾病别两周患病率的首位；此外，城市地区急性上呼吸道感染、流行性感冒比例较大，城乡和农村地区椎间盘疾病和其他运动系统疾病也排在患病率的前列（见表3-9、表3-10)。

表3-9 2015年调查地区整体疾病别两周患病率（‰）及构成（%）

顺位	整体合计		
	疾病名称	患病率	构成
1	高血压	128.1	43.9

续表

顺位	整体合计		
	疾病名称	患病率	构成
2	糖尿病	24.3	8.3
3	其他运动系统疾病	15.4	5.7
4	椎间盘疾病	16.6	4.4
5	脑血管	11.6	4.0
6	上呼吸道感染	10.4	3.6
7	急、慢性胃肠炎	9.6	3.3
8	急性鼻咽炎（普通感冒）	7.7	2.7
9	心绞痛	6.6	2.3
10	其他类型心脏病	5.4	1.9

表 3-10　2015 年调查地区分地区疾病别两周患病率（‰）及构成（%）

顺位	城市合计			城乡合计			农村合计		
	疾病名称	患病率	构成	疾病名称	患病率	构成	疾病名称	患病率	构成
1	高血压	47.1	24.5	高血压	124.6	41.0	高血压	168.2	51.5
2	急性上呼吸道感染	18.8	9.8	糖尿病	29.5	9.6	糖尿病	24.3	7.4
3	流行性感冒	16.9	8.8	其他运动系统疾病	19.0	6.2	椎间盘疾病	19.8	6.1
4	糖尿病	15.1	7.8	脑血管	19.0	6.2	其他运动系统疾病	18.0	5.5
5	心绞痛	11.3	5.9	胃肠炎	14.8	4.8	脑血管	8.1	2.5
6	普通感冒	9.4	4.9	急性上呼吸道感染	12.6	4.1	胃肠炎	7.2	2.2
7	椎间盘疾病	9.4	4.9	其他类型心脏病	9.5	3.1	普通感冒	6.3	1.9
8	其他运动系统疾病	9.4	4.9	普通感冒	8.4	2.7	心绞痛	5.4	1.6
9	脑血管病	5.6	2.9	椎间盘疾病	6.3	2.1	慢肝病和肝硬变	4.5	1.4
10	其他循环系统病	5.6	2.9	心绞痛	5.3	1.7	急性上感	4.5	1.4

四、疾病严重程度

1. 千人口两周患病天数

平均两周每千人口患病天数为4638天，城市平均为2678天，城乡地区5025天，农村为5194天。与2009年相比，各地区都明显上升，可能跟各地区慢性疾病患病率较高有关（见表3-11）。

表3-11 调查地区千人口两周患病天数（天）

调查时间	整体	城市	城乡	农村
	合计	合计	合计	合计
2015年	4638	2678	5025	5194
2009年	2512	3066		2262

2. 两周患病卧床情况

（1）卧床率及变化。2015年卧床率为6.1%；城市地区卧床率为10.7%，高于农村的5.2%和城乡地区的5.6%（见表3-12）。

表3-12 调查地区两周患病卧床率（%）

调查时间	整体	城市	城乡	农村
	合计	合计	合计	合计
2015年	6.1	10.7	5.6	5.2

（2）卧床天数及变化。两周每千人口卧床天数为177天，其中城市203天，城乡185天，农村159天。城市地区高于城乡地区和农村（见表3-13）。

表3-13 调查地区千人口两周患病卧床天数（天）

调查时间	整体	城市	城乡	农村
	合计	合计	合计	合计
2015年	177	203	185	159

3. 休工情况

（1）休工率。两周休工率为3.2%，其中城市地区为3.9%，城乡地区为4.2%，农村地区为2.3%（见表3-14）。

表3-14　调查地区两周患病休工率（%）

调查时间	整体	城市	城乡	农村
	合计	合计	合计	合计
2015年	3.2	3.9	4.2	2.3

（2）休工天数。两周每千人口休工天数为115天，其中城市地区151天，城乡地区为145天，农村地区仅为72天（见表3-15）。

表3-15　调查地区千人口两周患病休工天数（天）

调查时间	整体	城市	城乡	农村
	合计	合计	合计	合计
2015年	115	151	145	72

4. 休学情况

（1）休学率。两周休学率为1.4%，其中城市地区为1.9%，低于城乡地区的2.1%，高于农村地区的0.6%（见表3-16）。

表3-16　调查地区两周患病休学率（%）

调查时间	整体	城市	城乡	农村
	合计	合计	合计	合计
2015年	1.4	1.9	2.1	0.6

（2）休学天数。两周每千人口休学天数为53天，其中城市地区125天，明显高于城乡地区的57天和农村的18天（见表3-17）。

表 3-17　调查地区千人口两周患病休学天数（天）

调查时间	整体	城市	城乡	农村
	合计	合计	合计	合计
2015 年	53	125	57	18

第三节　慢性病患病情况

调查对“慢性病患病”的定义是，通过询问被调查者在调查前半年内有经过医务人员明确诊断的各类慢性病，包括慢性非感染性疾病和慢性感染性疾病，或半年以前经医生诊断有慢性病，并在调查前半年内时有发作，同时采取了治疗措施，如服药、理疗等。

一、慢性病患病率

慢性病患病率有两个定义：一是调查前半年内的患病人数与调查总人数之比；二是调查前半年内患病人次数（一个人最多可填写三种疾病）与调查总人数之比，用百分率或千分率表示。本书除有说明外，慢性病患病率的计算均按后一定义进行。

1. 总患病率及变化

调查显示，慢病患病率为 65.7%，城市最低，为 58.4%，城乡第二（67.3%），农村高达 67.5%。跟 2009 年相比，总的慢性病患病率和各地区慢病率均有大幅上升，农村地区上升明显（见表 3-18）。

表 3-18　调查地区居民慢性病患病率（%）

调查时间	整体	城市	城乡	农村
	合计	合计	合计	合计
2015 年	65.7	58.4	67.3	67.5

续表

调查时间	整体	城市	城乡	农村
	合计	合计	合计	合计
2009 年	21.9	22.7		21.5

2. 性别差异

女性整体慢性病患病率高于男性，但城市地区男性慢性患病率比女性高 5.7%，农村地区女性比男性高 12.1%，城乡地区女性也比男性慢性病患病率高 7.2%（见表 3-19）。

表 3-19　2015 年调查地区不同性别慢性病患病率（%）

性别	整体	城市	城乡	农村
	合计	合计	合计	合计
男性	62.2	61.0	63.9	61.5
女性	69.1	55.3	71.1	73.6

3. 年龄别差异

无论城市还是农村，慢性病患病率都随年龄的上升而增高；15~24 岁年龄组城乡慢性病患病率高于城市和农村，35~44 岁年龄组农村和城乡慢性患病率明显高于城市，其他年龄组各地区基本相近。65 岁及以上年龄组的慢性病患病率均超过 100%（见表 3-20）。

表 3-20　2015 年调查地区年龄别慢性病患病率（%）

年龄组	整体	城市	城乡	农村
	合计	合计	合计	合计
15~24 岁	4.5	12.8	1.7	1.7
25~34 岁	9.1	6.8	14.0	5.3
35~44 岁	28.3	18.4	26.1	39.8

续表

年龄组	整体	城市	城乡	农村
	合计	合计	合计	合计
45~54 岁	59.6	56.0	60.0	60.4
55~64 岁	89.4	90.3	95.7	84.5
65 岁及以上	131.8	133.8	138.7	125.8

4. 收入别差异

在整体居民中，慢性病患病率随收入的上升呈下降的趋势。低收入组农村慢病率较高，中等收入组城市地区慢病率低于城乡和农村地区，高收入组农村慢病率最低（见表 3-21）。

表 3-21　2015 年调查地区不同收入别慢性病患病率（%）

收入组	整体	城市	城乡	农村
	合计	合计	合计	合计
低收入	74.1	55.0	69.6	80.8
中等收入	63.8	48.1	67.5	64.2
高收入	58.6	60.6	63.3	53.0

二、慢性病患病构成

1. 疾病系统别慢性病患病率

慢性病患病率由高到低前五个疾病系统依次是：循环系统、内分泌系统、肌肉骨骼系统、消化系统、呼吸系统。各地区患病率由高到低的疾病分布相近，循环系统、内分泌系统的慢病患病率低于城乡地区和农村，农村和城乡地区肌肉、骨骼系统慢病患病率较高（见表 3-22）。

表 3-22　2015 年调查地区疾病系统别慢性病患病率（‰）

疾病分类	整体合计	城市合计	城乡合计	农村合计
循环系统	364.0	334.0	353.5	386.0
呼吸系统	15.0	13.0	15.5	15.5
消化系统	40.0	32.5	60.0	28.5
肌肉、骨骼	78.0	26.0	82.5	98.5
内分泌营养	114.0	146.5	111.5	101.5
泌尿、生殖	10.5	8.5	13.0	9.0
损伤中毒	0.5	—	—	1.0
神经系统	12.0	8.5	14.0	11.5
皮肤	1.5	—	1.0	2.0
传染病	1.5	2.0	2.5	—

2. 疾病别慢性病患病率

2015 年患病率较高的五种疾病分别是：高血压、糖尿病、椎间盘疾病、其他运动疾病和脑血管病，占患病总数的 68.8%。城市地区慢性病患病率较高的几种疾病依次是高血压，糖尿病，心绞痛，其他内分泌、营养、代谢和免疫疾病，慢性肝病和肝硬变。城乡地区和农村地区慢性病患病率较高的疾病相类似，是高血压、糖尿病、椎间盘疾病、其他运动系统病、类风湿性关节炎（见表 3-23、表 3-24）。

表 3-23　2015 年调查地区总体疾病别慢性病患病率（‰）及构成（%）

顺位	整体合计		
	疾病名称	患病率	构成
1	高血压	272.5	41.5
2	糖尿病	94.5	14.4
3	椎间盘疾病	36.0	5.5
4	其他运动疾病	28.0	4.2

续表

顺位	整体合计		
	疾病名称	患病率	构成
5	脑血管	21.5	3.2
6	心绞痛	19.0	2.9
7	胃肠炎	16.0	2.5
8	肝病和肝硬变	16.0	2.4
9	其他类型心脏病	15.0	2.3
10	其他缺血性心脏病	14.0	2.1

表 3-24　2015 年调查地区分地区疾病别慢性病患病率（‰）及构成（%）

顺位	城市合计			城乡合计			农村合计		
	疾病名称	患病率	构成	疾病名称	患病率	构成	疾病名称	患病率	构成
1	高血压	250.0	42.8	高血压	259.5	38.6	高血压	293.5	43.3
2	糖尿病	118.5	20.3	糖尿病	91.5	13.6	糖尿病	86.0	12.7
3	心绞痛	28.0	4.8	其他运动系统疾病	34.0	5.1	椎间盘疾病	51.5	7.6
4	其他内分泌等病	17.0	3.0	椎间盘疾病	31.5	4.7	其他运动系统疾病	29.0	4.3
5	肝病和肝硬变	15.0	2.6	脑血管病	24.5	3.7	类风湿性关节炎	16.5	2.4

第四章　居民医疗服务需求、利用及费用

本章关注调查地区居民的医疗服务需求、利用情况，以及获得医疗服务过程中花费的相关费用。医疗服务需求通过对居民两周患病和就诊的具体情况进行分析。医疗服务利用情况通过调查地区居民的住院及转归情况来反映。对于医疗相关费用，将从门诊费用和住院费用分别进行分析，既关注直接医疗费用，也关注间接医疗费用。

2015 年调查地区两周患者中，有 27.8%的患者到医疗机构就诊，有 69.0%的患者采取了自我医疗，只有 3.2%的患者未采取任何治疗措施。调查地区两周就诊率为 16.2%（城市 40.8%、城乡 15.9%、农村 9.4%）。城乡居民两周患者未就诊比例为 31.1%（城市 25.0%、城乡 32.4%、农村 35.8%），未就诊的主要原因为两周前就医，占 77.0%，其次为自感病轻和就诊太贵（合称“经济原因”），两者占 10.2%。

调查地区住院率为 7.7%（城市 6.0%、城乡 8.4%、农村 8.0%）。调查出院病人中有 75.3%的出院者是疾病痊愈，经医生要求出院；有 14.3%是病未痊愈，应医生要求出院；有 5.7%的出院者是自己要求出院。自己要求出院的患者中，50.0%是由于自认为病愈。调查地区应住院而未住院比例为 0.5%（城市 0.6%、城乡 0.6%、农村 0.4%）。城乡居民平均每人每次门诊医疗费用为 788.4 元（城市 474.1 元、城乡 826.2 元、农村 1082.0 元）。每次人均住院医疗费用为 22026.8 元（城市 22685.2 元、城乡 24790.7 元、农村 19347.6 元）。

第一节　两周患病治疗情况

一、两周患病治疗总体情况

两周患病治疗情况包括就诊、自我医疗和未采取任何治疗措施。本次调查两周患病的754例患者中，有27.8%的患者到医疗机构就诊；69.0%的人采取了自我医疗，只有3.2%的病例未采取任何治疗措施。城市地区就诊的比例为49.0%，城乡地区为25.1%，农村地区最低，为20.6%。城市地区纯自我医疗的比例（51.0%）低于农村地区（78.4%）和城乡地区（68.0%），城乡地区未采取任何治疗的比例明显高于农村和城市。与2009年相比，各地区就诊比例降低，自我医疗比例上升（见表4-1）。

表4-1　两周患病后采取措施情况构成（%）

调查时间	整体	城市	城乡	农村
	合计	合计	合计	合计
去就诊				
2015年	27.8	49.0	25.2	20.6
2009年	65.6	64.2	66.5	—
纯自我医疗				
2015年	69.0	51.0	68.0	78.4
2009年	28.3	29.9	27.3	—
未治疗				
2015年	3.2	0.0	6.8	1.0
2009年	6.1	5.9	6.1	—

二、两周就诊率

1. 定义

两周就诊率定义为：每百人口（或每千人口）中两周内因病或身体不适寻求各级医疗机构治疗服务的人次数。

2. 两周就诊率及地区差异

调查结果显示，两周就诊率为 16.2%，城市为 40.8%，城乡地区 15.9%，农村为 9.4%。在城市地区的两周患病就诊率明显高于城乡和农村。

3. 两周就诊率变化

与 2009 年的调查结果相比，整体两周就诊率稍有上升。分地区来看，城市就诊率大幅上升，农村就诊率小幅下降（见表 4-2）。

表 4-2　调查地区居民两周就诊率（%）

调查时间	整体	城市	城乡	农村
	合计	合计	合计	合计
	两周就诊率			
2015 年	16.2	40.8	15.9	9.4
2009 年	15.1	17.5	13.9	—

4. 两周就诊率性别差异

城市和城乡两地，女性两周就诊率均稍高于男性，农村地区男性稍高于女性。与 2009 年相比，各地区男性和女性就诊率均呈上升趋势，城市地区上升幅度最大（见表 4-3）。

表 4-3　2015 年调查地区不同性别两周就诊率（%）

发病时间	整体合计		城市合计		城乡合计		农村合计	
	2015 年	2009 年	2015 年	2009 年	2015 年	2009 年	2015 年	2009 年
男性	14.9	13.8	38.6	17.3	12.5	—	10.7	12.4

续表

发病时间	整体合计		城市合计		城乡合计		农村合计	
	2015年	2009年	2015年	2009年	2015年	2009年	2015年	2009年
女性	17.3	16.1	42.4	17.7	19.0	—	8.3	15.4

5. 两周就诊率年龄别差异

65岁及以上年龄组的两周就诊率最低，0~4岁组及5~14岁以上各年龄组的两周就诊率较高。城市地区25岁以下人口农村两周就诊率均明显高于城乡地区和农村，25岁及以上年龄组则城市地区更高（4-4）。

表4-4 2008年调查地区居民年龄别两周就诊率（%）

年龄组	整体	城市	城乡	农村
	合计	合计	合计	合计
0~4岁	76.2	50.0	84.6	66.7
5~14岁	62.5	50.0	66.7	100.0
15~24岁	40.0	66.7	66.7	0.0
25~34岁	31.0	57.1	30.0	16.7
35~44岁	16.7	63.6	0.0	0.0
45~54岁	12.8	7.1	18.2	10.1
55~64岁	15.1	45.2	11.4	10.1
65岁及以上	10.1	35.5	7.6	5.7

6. 两周就诊率受教育程度别差异

两周就诊率有随着受教育程度增加而增加的趋势，未受过教育人群两周就诊率最低（7.7%），大学及以上的受教育程度的人群两周就诊率最高（34.6%）。城市地区受教育程度就诊率高于城乡地区和农村，城乡地区和农村间基本相近（见表4-5）。

表 4-5　2015 年调查地区 15 岁及以上人口受教育程度别两周就诊率（%）

受教育程度	整体	城市	城乡	农村
	合计	合计	合计	合计
未上过学	7.7	16.7	12.5	3.3
小学	11.1	50.0	8.0	10.3
初中	11.9	33.3	12.3	8.0
高中/技校	17.3	31.8	15.8	10.5
中专/中技	27.8	55.6	0.0	0.0
大专	26.7	36.4	42.7	8.3
大学及以上	34.6	64.3	0.0	0.0

7. 两周就诊率收入别差异

从整体上看，随着收入的增加，居民两周就诊率上升。相同收入组，城市地区就诊率大于城乡地区，更大于农村地区。无论是城市、城乡地区还是农村，就诊率中高收入组与低收入组的差异都是存在的，并且差异呈递减的趋势（见表 4-6）。

表 4-6　调查地区不同收入居民两周就诊率情况

收入组	整体	城市	城乡	农村
	合计	合计	合计	合计
低收入组	12.9	33.3	15.3	9.1
中等收入组	16.9	46.7	19.6	11.2
高收入组	21.5	44.1	10.0	7.4

8. 两周就诊率医疗保障别差异

城乡医疗保险人群的两周就诊率最高达 18.7%，其次为其他社会医疗保险和城镇职工医疗保险人群，分别为 30.8%和 25.9%，以新农合、商业医保和未参加社会医疗保险人群的就诊率相对较低。城市地区其他社会医疗保险人群两周就诊率明显高于其他医保类型，城镇职工和城镇居民医保两周就诊率也达到了40.9%和46.9%。城乡地区除城乡居民合作医疗较高外，其他各型医保就诊率相近。农村地区各型医保就诊率均处于低水平（见表4-7）。

表4-7　2015年调查地区不同医疗保障覆盖居民两周就诊率（%）

医保类型	整体	城市	城乡	农村
	合计	合计	合计	合计
城镇职工医疗保险	25.9	40.9	21.7	12.2
城镇居民医疗保险	18.7	46.9	20.9	8.1
新型农村合作医疗	11.1	27.3	12.2	9.7
城乡居民合作医疗	44.4	0.0	80.0	0.0
商业保险	13.6	30.0	14.3	0.0
其他社会医疗保险	30.8	66.7	20.0	20.0
无医保	18.2	33.3	25.0	0.0

三、两周就诊疾病构成

1. 疾病系统别两周就诊率

调查地区居民疾病系统别两周就诊率较高的前5类主要疾病是呼吸系统疾病、循环系统疾病、运动骨骼系统疾病、消化系统疾病和皮肤疾病；城市地区循环系统、呼吸系统疾病、运动系统、内分泌、营养、代谢疾病的就诊率明显高于农村和城乡地区，而农村和城乡地区的消化系统疾病就诊率明显高于城市地区，又以城乡地区为最高（见表4-8）。

表4-8　2015年调查地区疾病系统别两周就诊率（‰）

疾病分类	整体合计	城市合计	城乡合计	农村合计
循环系统	40.8	96.8	34.6	19.3
呼吸系统	45.5	164.8	34.6	8.3

续表

疾病分类	整体合计	城市合计	城乡合计	农村合计
消化系统	28.6	9.9	41.6	16.6
肌肉、骨骼	31.8	58.2	17.5	27.6
内分泌营养	4.7	19.6	3.6	—
泌尿、生殖	4.7	9.8	3.6	2.8
损伤中毒	3.1	5.1	3.6	—
神经系统	3.1	—	3.6	2.8
皮肤	9.0	19.6	7.3	5.5
传染病	1.6	—	3.6	—

2. 疾病别两周就诊率

按照疾病别分析两周就诊率，位于前五位的疾病分别是：高血压、其他运动系疾病、口腔、颌面部疾病、急性上呼吸道感染。城市地区因急性上呼吸道感染、普通感冒等呼吸系统疾病就诊率占总就诊的比例较大，城乡地区和农村椎间盘病、胃肠炎等消化系统疾病比例较大（见表 4-9、表 4-10）。

表 4-9　2015 年调查地区整体疾病别两周就诊率（‰）及构成（%）

顺位	整体合计		
	疾病名称	患病率	构成
1	高血压	18.6	11.6
2	其他运动系疾病	17.2	10.7
3	上呼吸道感染	15.8	9.2
4	口腔、颌面部疾病	10.6	6.6
5	普通感冒	10.6	6.6
6	椎间盘疾病	9.3	5.8
7	流行性感冒	7.9	5.0

续表

顺位	整体合计		
	疾病名称	患病率	构成
8	脑血管病	7.9	5.0
9	其他消化系统疾病	5.3	3.3
10	糖尿病	4.1	2.5

表 4-10　2015 年调查地区分地区疾病别两周就诊率（‰）及构成（%）

顺位	城乡合计			城市合计			农村合计		
	疾病名称	就诊率	构成	疾病名称	就诊率	构成	疾病名称	就诊率	构成
1	急性上呼吸道感染	77.8	19.5	胃肠炎	20.5	13.0	椎间盘疾病	13.8	14.7
2	高血压	58.2	14.6	其他运动系统疾病	17.2	10.9	其他运动系疾病	13.8	14.7
3	普通感冒	28.8	7.3	高血压	13.9	8.7	高血压	11.0	11.8
4	流行性感冒	28.8	7.3	脑血管病	13.9	8.7	牙齿疾患	5.5	5.9
5	其他呼吸系统病	28.8	7.3	普通感冒	13.9	8.7	其他消化系统病	5.5	5.9

四、两周就诊机构及医疗方式

1. 首诊机构构成

地区整体首诊机构占最高比例的为县、市、区医院（33.1%），其次为诊所卫生室、站（16.9%）。城市地区首诊机构为诊所卫生室、站所占的比例要大幅低于城乡和农村，县、市、区医院所占的比例略高于城乡和农村地区。城乡地区首诊机构主要集中在地、市医院及其以下机构，省医院和顺义中医院就诊的比例低于城市和农村（见表 4-11）。

表 4-11　2015 年调查地区居民两周首诊机构构成（%）

首诊机构	整体	城市	城乡	农村
	合计	合计	合计	合计
诊所卫生室、站	16.9	6.4	26.3	15.9
卫生院、社区卫生服务中心	16.2	17.0	14.0	18.2
县、市、区医院	33.1	40.4	28.1	31.8
地、市医院	12.1	4.3	14.0	18.2
省医院	7.4	12.8	7.0	2.3
顺义中医院	12.2	17.0	8.8	11.4
其他	2.0	2.1	1.8	2.2

五、两周患病未就诊情况

1. 未就诊定义

两周内患病者中未去医疗机构就诊的例数与两周患病总例数的比。由于目前慢性病患者较多，未去医疗机构就诊的例数不包括两周前已就诊延续至两周内仍在治疗的例数，用百分数表示。

2. 未就诊比例

本次调查城乡居民两周患者未就诊比例为 31.1%。其中，城市 25.0%、城乡地区 32.4%，农村 35.8%，城市低于城乡地区和农村。与 2009 年相比，总体未就诊率稍有下降，城市地区下降明显，农村地区反而有所上升（见表 4-12）。

表 4-12　调查地区两周患病未就诊比例（%）

调查时间	整体	城市	城乡	农村
	合计	合计	合计	合计
2015 年	31.1	25.0	32.4	35.8
2009 年	34.3	35.8	—	33.5

3. 未就诊比例性别差异

女性的两周患者未就诊比例低于男性患者。除农村女性未就诊率稍高于男性外，城市地区和城乡女性高于男性，城乡地区女性（17.1%）比男性少，相差 31.4%（见表 4-13）。

表 4-13 2015 年调查地区性别两周患病未就诊比例（%）

性别	整体	城市	城乡	农村
	合计	合计	合计	合计
男性	38.1	29.2	48.5	33.3
女性	24.7	21.9	17.1	38.5

4. 未就诊比例年龄别差异

0~4 岁的两周未就诊比例最低为 23.8%，随着年龄增加，未就诊比例有先上升、后下降的趋势，45 岁以上老年人略有下降。城乡地区 45~54 岁年龄组未就诊率最高，0~4 岁组和 5~14 岁组也处于未就诊率的高水平。城乡地区 35~44 岁组，农村地区 15~24 岁组和 35~44 岁组未就诊率均达到 100%（见表 4-14）。

表 4-14 2015 年调查地区年龄别两周患病未就诊比例（%）

年龄组	整体	城市	城乡	农村
	合计	合计	合计	合计
0~4 岁	23.8	50.0	15.4	33.3
5~14 岁	37.5	50.0	33.0	0.0
15~24 岁	42.9	0.0	33.3	100.0
25~34 岁	40.0	33.3	50.0	33.3
35~44 岁	41.7	12.5	100.0	100.0
45~54 岁	32.1	75.0	9.1	38.5
55~64 岁	29.4	22.2	41.2	25.0

续表

年龄组	整体	城市	城乡	农村
	合计	合计	合计	合计
65岁及以上	25.7	8.3	38.5	30.0

5. 未就诊原因构成

城市、城乡地区和农村两周前就医的比例分别为64.2%、75.6%和80.7%。两周患者未就诊的主要原因为两周前就医，占77.0%，其次为自感病轻和就诊麻烦。各地区未就诊原因比例相近（见表4-15）。

表4-15　2015年调查地区居民未就诊原因构成（%）

未就诊原因	整体	城市	城乡	农村
	合计	合计	合计	合计
两周前就医	77.0	64.2	75.6	80.7
自感病轻	9.2	16.0	6.8	10.0
经济困难	1.0	3.7	0.2	1.2
就诊麻烦	2.2	1.2	3.0	1.9
无时间	0.5	1.2	0.3	0.5
交通不便	1.0	—	0.3	—
无有效措施	2.0	3.7	4.1	1.9
其他原因	6.9	9.9	9.8	4.0

六、两周患病自我医疗

1. 定义

自我医疗是指两周患者未去医疗机构就诊治疗，仅采取了自服药物（包括药店购药）或其他理疗等方式对病伤进行治疗。自我医疗比例指每百个两周病例中采取自我医疗的例数。

2. 自我医疗比例

调查地区居民两周自我医疗比例为41.6%，城市为45.6%，城乡地区42.0%，农村为40.1%。城市稍高于城乡地区和农村（见表4-16）。

表4-16　2015年调查地区两周自我医疗比例（%）

时间	整体合计	城市合计	城乡合计	农村合计
2015年	41.6	45.6	42.0	40.1

3. 自我医疗用药比例和药物来源

调查地区自我医疗所使用药物的比例为95.3%，城市地区为97.9%，城乡为91.2%，农村为97.9%，城乡地区使用药物比例低于农村和城市。药物来源主要为家里原有（61.5%），其次为两周内新购买（38.2%）。农村地区药物为家里原有的比例最低。与2009年相比，各地区药物来源于两周内新购买的比例大幅下降，家里原有药物成为自我医疗药物的主要来源（见表4-17）。

表4-17　2015年调查地区自我医疗用药比例和药物来源构成（%）

发病时间	整体合计		城市合计		城乡合计		农村合计	
	2015年	2009年	2015年	2009年	2015年	2009年	2015年	2009年
使用药物	95.3	—	97.9	—	91.2	91.2	97.9	—
药物来源								
两周内新购买	38.2	85.0	34.8	86.1	31.9	31.9	44.4	84.4
家里原有	61.5	13.9	63.0	11.8	68.1	68.1	55.6	15.2
其他	0.3	1.1	2.2	2.1	0.0	0.0	0.0	0.4

七、两周患病未治疗比例

15.7%的两周患者未采取任何治疗措施，其中城市14.9%、城乡15.8%，农村15.1%，各个地区间比例基本相同（见表4-18）。

表 4-18　2015 年调查地区两周患病未治疗比例（%）

调查时间：2015 年	整体合计	城市合计	城乡合计	农村合计
未治疗比例	15.7	14.9	15.8	15.1

第二节　调查人口住院情况

二、住院率

1. 定义

住院率用每百人口（或每千人口）年住院人次数表示。

2. 住院率及变化

调查地区住院率为 7.7%，城市为 6.0%，城乡地区为 8.4%，农村为 8.0%。城乡地区高于城市和农村地区。与 2009 年相比，整体住院率基本持平，但城市地区呈下降趋势，农村地区则略有上升（见表 4-19）。

表 4-19　调查地区居民年住院率（%）

调查时间	整体	城市	城乡	农村
	合计	合计	合计	合计
年住院率（%）				
2015 年	7.7	6.0	8.4	8.0
2009 年	7.5	8.7	—	7.0

3. 住院率性别差异

地区合计女性住院率高于男性，分别为 8.8%和 6.8%，城市、城乡地区、农村的女性住院率也均高于男性。与 2009 年相比，男性和女性分性别总体住院率变化不大，但城市地区男性和女性住院率均有所下降，农村地区女性住院率上升 2%（见表 4-20）。

表 4-20　调查地区不同性别住院率（%）

性别	整体合计		城市合计		城乡合计	农村合计	
	2015 年	2009 年	2015 年	2009 年	2015 年	2015 年	2009 年
男性	6.8	7.0	4.7	8.9	7.8	6.9	6.2
女性	8.8	8.0	7.5	8.6	9.0	9.2	7.7

4. 住院率年龄别差异

年龄别住院率的变化趋势仍呈“W”状：0~4 岁组住院率较高，5~14 岁年龄组的住院率最低，从 15~24 岁开始出现增高，到 25~34 岁出现一个高峰，35~44 岁住院率降低，45 岁以后随年龄增加住院率明显增高。55 岁以前，城乡地区和农村居民的住院率高于城市，55 岁以后城市的住院率基本与农村和城乡地区持平（见表 4-21）。

表 4-21　2015 年调查地区年龄别住院率（%）

年龄组	整体	城市	城乡	农村
	合计	合计	合计	合计
0~4 岁	6.7	4.8	8.9	5.3
5~14 岁	0.7	0.0	0.0	2.4
15~24 岁	1.3	2.6	0.0	1.8
25~34 岁	5.0	2.3	6.3	5.3
35~44 岁	2.4	1.3	3.2	2.5
45~54 岁	6.4	7.8	7.7	5.1
55~64 岁	9.2	7.8	10.7	8.6
65 岁及以上	17.0	16.0	16.7	17.7

5. 住院率受教育程度别差异

15 岁及以上人口住院率按不同文化程度比较，没上过学人群的住院率最高，其次是小学文化程度人群，初中及以上各文化程度人群的住院率相对较低。城市、城乡地区、农村的变化规律与之相同，无论城乡均以大学及以上人群的住院率相对较低。与2009年相比，各地区基本变化不大（见表4-22）。

表4-22　调查地区15岁及以上人口受教育程度别住院率（%）

受教育程度	整体合计		城市合计		城乡合计		农村合计	
	2015年	2009年	2015年	2009年	2015年	2009年	2015年	2009年
没上过学	14.1	18.7	25.0	23.9	9.4	—	15.4	17.4
小学	13.8	13.0	4.0	19.4	15.7	—	13.7	11.8
初中	8.2	6.2	10.7	9.2	9.8	—	6.3	5.6
高中、技校、中专	5.8	5.9	6.2	9.6	5.1	—	6.3	4.0
大专	6.9	6.0	7.2	7.2	4.0	—	9.6	4.1
大学及以上	3.8	3.6	3.0	4.3	4.7	—	5.0	1.8

6. 住院率收入别差异

调查地区住院率随着收入增加先减小后增大，低收入组住院率最高，中收入组住院率最低。在相同收入组内，城市地区住院率最低，城乡住院率最高（见表4-23）。

表4-23　2015年调查地区不同收入居民住院率情况（%）

收入组	整体	城市	城乡	农村
	合计	合计	合计	合计
低收入组	10.7	7.6	10.8	11.0
中等收入组	5.5	1.1	6.5	5.6
高收入组	6.8	6.7	7.1	6.7

7. 不同医保人群住院率

从整体上看，无社会医疗保险人群的住院率最高（10.0%），其次为城镇居民医疗保险人群（9.4%），新型农村合作医疗人群住院率为第三位（8.3%）；分地区来看，城市中新农合人群住院率（16.7%）超过无医疗保险人群（14.3%），成为住院率最高的人群，城镇职工保险和城镇居民保险的住院率处于低水平。城乡地区住院率最突出的人群为城镇居民医保人群，住院率达到10.2%。农村地区住院率较高的人群为无医保（10.0%）、城镇职工医保（8.9%）、城镇居民医保（12.3%）人群（见表4-24）。

表4-24　2015年调查地区不同医疗保障人群住院率（%）

医保类型	整体	城市	城乡	农村
	合计	合计	合计	合计
城镇职工医疗保险	6.3	4.2	6.3	8.9
城镇居民医疗保险	9.4	5.6	10.2	12.3
新型农村合作医疗	8.3	16.7	8.7	7.7
城乡居民合作医疗	12.5	25.0	25.0	0.0
商业医疗保险	5.1	6.3	3.3	5.2
其他社会医疗保险	4.8	3.2	8.7	3.3
无社会医疗保险	10.0	14.3	7.7	10.0

二、住院治疗

1. 住院原因构成

调查地区居民住院的最主要原因为疾病住院占81.9%，其次正常分娩住院占6.4%，再次损伤或中毒住院占2.8%。各地区住院原因构成比例相似，城市地区分娩占比略低与其他两个地区。与2009年相比较，总体上因病住院的比例有所提高，而因损伤或中毒，以及正常分娩而住院的比例略有下降（见表4-25）。

表 4-25　2015 年调查地住院原因构成（%）

住院原因	整体合计		城市合计		城乡合计	农村合计	
	2015 年	2009 年	2015 年	2009 年	2015 年	2015 年	2009 年
疾病	89. 1	78. 7	86. 1	80. 4	89. 0	90. 3	77. 6
损伤、中毒	2. 8	0. 8	2. 8	—	2. 2	3. 2	1. 3
计划生育	—	0. 6	—	0. 7	—	—	0. 4
分娩	6. 4	7. 4	2. 8	9. 4	7. 7	6. 5	6. 1
其他	1. 8	10. 1	8. 3	7. 3	1. 1	—	11. 8

2. 住院医疗机构构成

调查结果显示，将近一半的住院患者（46. 7%）选择在区级医院住院，选择市级及其以上级、顺义中医院的比例相近，极少部分人选择在卫生院和社区卫生中心住院。分地区来看，城市地区选择去医院的比例最大，同时也有22. 9%的患者选择在顺义中医院住院治疗。城乡地区选择市级以上医院的比例要相应高于其他两地，选择顺义中医院的比例也略低。农村地区超过半数的患者（51. 1%）选择在区医院住院（见表 4-26）。

表 4-26　2015 年调查地区居民住院医疗机构构成（%）

住院机构	整体	城市	城乡	农村
	合计	合计	合计	合计
卫生院	1. 4	—	1. 1	2. 2
社区卫生中心	0. 5	2. 9	—	—
县/县级市/省辖市医院	46. 7	40. 0	44. 8	51. 1
省辖市/地区/直辖市医院	17. 9	20. 0	18. 4	16. 7
省/自治区/直辖市属及以上医院	16. 5	14. 3	23. 0	11. 1
顺义中医院	16. 0	22. 9	10. 3	18. 9
其他	1. 0	—	2. 2	—

3. 平均住院天数

调查前一年内出院病人平均住院天数为 10. 5 天，城市地区平均为 10. 3 天，城乡地区为 10. 8 天，农村地区平均为 10. 3 天。各地区住院天数接近（见表 4-27）。

表 4-27 2015 年调查地区住院者平均住院天数（天）

调查时间	整体	城市	城乡	农村
	合计	合计	合计	合计
2015 年	10. 5	10. 3	10. 8	10. 3

4. 住院病人手术情况

调查地区住院病人中手术病人占 41. 0%，城市地区占 26. 5%，城乡地区占 41. 7%，农村地区占 45. 6%。城乡和农村的住院病人手术比例水平接近，高于城市地区（见表 4-28）。

表 4-28 调查住院病人中手术病人所占比例（%）

调查时间	整体	城市	城乡	农村
	合计	合计	合计	合计
2015 年	41. 0	26. 5	41. 7	45. 6

三、住院者疾病构成

1. 疾病系统别住院率

调查地区疾病系统别住院率最高的前 5 类疾病依次为：循环系统疾病、肌肉与骨骼系统疾病、消化系统疾病、呼吸系统疾病、泌尿系统疾病、生殖系统疾病。城市地区、城乡地区和农村地区前 5 类住院疾病与之基本相同，只是顺位略有不同。城市地区损伤或中毒住院率稍高于城乡和农村；农村和城乡地区分布基本相似，但循环系统疾病住院率明显高于其他系统，也高于城市地区。

并且城乡地区神经系统疾病的住院率也位居前列（见表4-29）。

表4-29　2015年调查地区疾病系统别住院率（‰）

疾病分类	整体合计	城市合计	城乡合计	农村合计
循环系统	24.1	18.9	25.4	25.5
呼吸系统	4.7	5.7	4.2	4.6
消化系统	8.2	5.7	7.4	10.0
肌肉骨骼	10.9	11.4	14.8	7.3
内分泌营养	1.9	—	3.2	1.8
泌尿、生殖	4.7	3.8	2.1	7.3
损伤、中毒	2.7	3.8	2.1	2.7
神经系统	2.7	—	3.2	3.6
皮肤	1.2	1.9	2.1	—
传染病	0.8	—	1.1	0.9

2. 疾病别住院率及其构成

住院人群中除了正常分娩外，地区整体住院率较高的六种疾病依次是：高血压、其他运动系疾病、椎间盘疾病、缺血性心脏病、白内障、脑血管病，各地区的住院率较高的疾病均集中在高血压、脑血管病等血管病、运动系统病（含骨折和椎间盘疾病）和分娩（见表4-30、表4-31）。

表4-30　2015年调查地区整体疾病别两周住院率（‰）及构成（%）

顺位	整体合计		
	疾病名称	住院率	构成
1	高血压	10.1	13.1
2	其他运动系疾病	6.6	8.5
3	正常分娩	4.7	6.0
4	椎间盘疾病	3.1	4.0

续表

顺位	整体合计		
	疾病名称	住院率	构成
5	普通感冒	3.1	4.0
6	白内障	2.3	3.0
7	其他缺血性心肌病	2.3	3.0
8	心绞痛	2.3	3.0
9	其他类型心脏病	2.3	3.0
10	其他循环系统疾病	1.9	2.6

表 4-31　2015 年调查地区分地区疾病别两周住院率（‰）及构成（%）

顺位	城乡合计			城市合计			农村合计		
	疾病名称	就诊率	构成	疾病名称	就诊率	构成	疾病名称	就诊率	构成
1	椎间盘	7.6	12.5	脑血管病	12.7	15.2	脑血管病	10.9	13.7
2	其他运动系统疾病	3.8	6.2	其他运动系统疾病	10.6	12.7	正常分娩	5.5	6.8
3	骨折	3.8	6.2	正常分娩	6.4	7.6	其他运动系疾病	4.6	5.7
4	其他类型心脏病	3.8	6.2	其他缺血性心脏病	3.2	3.8	心绞痛	3.6	4.5
5	高血压	3.8	6.2	其他神经系疾患	3.0	3.8	其他缺血心脏病	3.6	4.5

四、转归与出院

1. 出院原因构成

在调查出院的患者中，有 75.3%的出院者是疾病痊愈经医生要求出院的，有 14.3%的出院者是病未痊愈但医生要求出院的，有 5.7%的出院者是患者自己要求出院的。在城市地区，患者自己要求出院的比例明显高于城乡地区和农村，各地区患者病未痊愈但医生要求出院的比例相近（见表 4-32）。

表 4-32　2015 年调查住院患者出院原因（%）

原因	整体	城市	城乡	农村
	合计	合计	合计	合计
病愈医生要求	75.3	52.9	80.2	78.9
未愈医生要求	14.3	14.7	14.0	14.4
自己要求	5.7	11.8	4.7	4.4
其他原因	4.7	20.6	1.1	2.3

2. 患者自己要求出院原因构成

在自己要求出院的患者中，有 50.0%的患者是由于自认为病愈，而因经济困难或花费太多（经济原因）占出院原因的患者占 25.0%，还有 16.7%的患者认为自己久病不愈而要求出院。在城市，自己要求出院的患者均为自认为已病愈，而在城乡地区，则为久病不愈和经济原因各占出院原因的一半，农村的主要出院原因也是患者自认为病愈（见表 4-33）。

表 4-33　2015 年调查地区住院患者自己要求出院的原因（%）

原因	整体	城市	城乡	农村
	合计	合计	合计	合计
久病不愈	16.7	—	50.0	—
自认为病愈	50.0	100.0	—	50.0
经济困难	16.7	—	25.0	25.0
花费太多	8.3	—	25.0	—
其他	8.3	—	—	25.0

五、应住院而未住院

1. 应住院而未住院比例

调查人口有医生诊断需要住院，但由于各种原因而未住院的人次数占所有医生诊断需要住院人次数的比例，用百分比表示。调查地区应住院而未住院比例为 0.5%，其中城市 0.6%、城乡地区 0.6%、农村 0.4%。

2. 应住院而未住院比例变化趋势

与 2009 年相比总体，上应住院而未住院的比例呈现大幅下降，其中农村下降幅度最大（见表 4-34）。

表 4-34　调查地区居民应住院未住院的比例（%）

调查时间	整体	城市	城乡	农村
	合计	合计	合计	合计
2015 年	0.5	0.6	0.6	0.4
2009 年	30.7	25.0	—	33.7

3. 应住院而未住院比例的性别差异

女性（0.7%）应住院而未住院的比例稍高于男性（0.2%）。城市和城乡女性应住院而未住院的比例比男性高了将近 1 个百分点，农村地区男性应住院而未住院的比例与女性相同（见表 4-35）。

表 4-35　2015 年调查地区不同性别应住院而未住院比例（%）

性别	整体	城市	城乡	农村
	合计	合计	合计	合计
男性	0.2	0.0	0.2	0.4
女性	0.7	1.1	1.1	0.4

4. 应住院而未住院比例的年龄别差异

35 岁以下年龄组应住院而未住院比例均为 0.0%，35 岁以上随着年龄增大应住院而未住院比例开始上升，65 岁及以上年龄组达到 1.2%。各个地区应住院而未住院集中出现在 45 岁以上年龄组（见表 4-36）。

表 4-36　2015 年调查地区年龄别应住院未住院比例（%）

年龄组	整体	城市	城乡	农村
	合计	合计	合计	城市
0~4 岁	0.0	0.0	0.0	0.0
5~14 岁	0.0	0.0	0.0	0.0
15~24 岁	0.0	0.0	0.0	0.0
25~34 岁	0.0	0.0	0.0	0.0
35~44 岁	0.4	1.3	0.0	0.0
45~54 岁	0.4	0.0	0.6	0.4
55~64 岁	0.9	1.0	1.0	0.7
65 岁及以上	1.2	1.2	1.9	0.5

5. 应住院而未住院比例的收入别差异

调查地区应住院而未住院比例随着收入增加先减小后增大，中等收入组住院率最低。在相同收入组内，城市地区应住院而未住院比例最低，城乡地区应住院而未住院比例最高（见表 4-37）。

表 4-37　2015 年调查地区不同收入居民住院率情况（%）

收入组	整体	城市	城乡	农村
	合计	合计	合计	合计
低收入组	0.7	0.0	0.8	0.7
中等收入组	0.1	0.0	0.3	0.0
高收入组	0.7	0.8	0.9	0.3

6. 应住院而未住院比例医保别差异

调查地区只有城镇居民医疗保险人群和新型农村合作医疗人群出现应住院而未住院的情况。应住院而未住院的人群主要集中在城市地区（见表 4-38）。

表 4-38　2015 年调查地区不同医疗保障人群的应住院而未住院比例（%）

医保类型	整体	城市	城乡	农村
	合计	合计	合计	合计
城镇职工医疗保险	0.0	0.0	0.0	0.0
城镇居民医疗保险	0.7	1.6	0.6	0.0
新型农村合作医疗	0.8	2.8	1.1	0.6
城乡居民医疗保险	0.0	0.0	0.0	0.0
商业医疗保险	0.0	0.0	0.0	0.0
其他社会医保	0..0	0.0	0.0	0.0
无社会医疗保险	0.0	0.0	0.0	0.0

7. 应住院而未住院原因

调查人群中应住院而未住院的主要原因有以下几种情况，自己认为没有必要住院的占 40.0%，患者经济困难原因占 26.7%，其他原因占 13.3%，没有时间、无效措施、无床位各均占 6.7%。在城市，应住院而未住院的原因集中在患者自己认为没有必要，或无床位，或者经济困难。农村地区应住院而未住院的原因只有患者自己认为没有必要（66.7%）和经济困难（33.3%）。与 2009 年相比，患者经济困难的比例在大幅下降，患者自认为没必要的比例在上升（见表 4-39）。

表 4-39　2015 年调查地居民应住院未住院原因构成（%）

原因	整体合计		城市合计		城乡合计	农村合计	
	2015 年	2009 年	2015 年	2009 年	2015 年	2015 年	2009 年
自认为没必要	40.0	20.2	33.3	39.3	16.7	66.7	13.2
无有效措施	6.7	2.9	—	3.6	16.7	—	2.6
经济困难	26.7	58.7	33.3	25.0	16.7	33.3	71.1
医院服务差	—	1.0	—	3.6	—	—	0.0

续表

原因	整体合计		城市合计		城乡合计	农村合计	
	2015 年	2009 年	2015 年	2009 年	2015 年	2015 年	2009 年
无时间	6.7	12.5	—	17.9	16.7	—	10.5
无床位	6.7	—	33.3	—	—	—	—
其他	13.3	4.8	—	10.7	33.3	—	2.6

第三节　居民医疗服务费用

一、门诊医疗服务费用

1. 门诊就医直接医疗费用及变化

本次调查，城乡居民平均每次门诊医疗费用为 778.4 元，其中：城市 474.1 元、城乡地区 826.2 元，农村 1082.0 元。城乡地区和农村门诊费用接近或超过城市地区费用的 2 倍。由于门诊费用统计学分布呈偏态，少数门诊医疗费用高对算术均数有较大影响。因此，我们分别计算门诊医疗费用的中位数，结果表明：整体居民门诊费用中位数为 200 元（城市 150 元、城乡地区 200 元，农村 300 元）与 2009 年相比整体费用上升，主要是农村门诊费用大幅上升，上升幅度接近 100%。

2. 门诊就医间接医疗费用及其变化

居民除了支付门诊医疗费用外，就医过程中支付其他费用（如交通费等）称为门诊间接费用。调查结果显示，整体平均每次门诊间接费用为 196.0 元，城市为 61.0 元，城乡地区为 110.3，农村为 484.5 元。调查表明，城市、城乡地区和农村间费用差异比较明显（见表 4-40）。

表 4-40　调查地区门诊花费（元）

费用项目	整体	城市	城乡	农村
	合计	合计	合计	合计
门诊总花费均数				
2015 年	778.4	474.1	826.2	1082.0
2009 年	565.9	666.3	—	525.8
门诊总花费中位数				
2015 年	200	150	200	300
门诊其他费用均数				
2015 年	196.0	61.0	110.3	484.5
2009 年	20.7	35.4	—	14.83

二、住院医疗服务费用

1. 住院就医直接医疗费用及变化

本次调查，居民整体次均住院医疗费用为 22026.8 元，其中：城市为 22685.2 元，城乡地区为 24790.7 元，农村为 19347.6 元。城市和城乡地区住院费用接近，稍高于农村地区，城乡地区住院次均费用最高。与 2009 年相比，住院费用整体增长近一倍，各地区增长情况相同。住院医疗费用呈偏态分布，计算住院医疗费用的中位数为 11000 元（城市为 10000 元，城乡地区为 13000 元，农村为 10000 元），中位数地区分布差异与均数差异类似。

2. 住院就医自己支付医疗费用

本次调查，居民整体次均自己支付医疗费用为 10457.8 元，其中：城市为 6861.7 元，城乡地区为 12028.4 元，农村为 10320.7 元）。城市地区明显低于城乡地区和农村，城乡地区患者自己支付费用最高。与 2009 年相比，2015 年患者住院费用整体增长近一倍，城市地区增长较低，农村地区增长明显。结合总花费一起比较，城市地区患者自己支付比例最低，城乡地区和农村略低。

3. 住院就医间接医疗费用

居民每次住院的间接费用（主要包括交通、陪护等费用）平均为 1282.4 元。其中，城市为 1464.1 元，城乡地区为 1651.3 元，农村为 899.7 元。城乡地区和城市略高于农村地区。与 2009 年相比，2015 年患者住院就医间接费用增长近一倍，城市地区增长幅度大于农村地区（见表 4-41）。

表 4-41 调查地区住院花费（元）

费用项目	整体	城市	城乡	农村
	合计	合计	合计	合计
住院总花费均数				
2015 年	22026.8	22685.2	24790.7	19347.6
2009 年	10081.0	11065.4	—	9473.1
住院总花费中位数				
2015 年	11000.0	10000.0	13000.0	10000.0
自己支付均数				
2015 年	10457.8	6861.7	12028.4	10320.7
2009 年	5139.7	4819.1	—	5358.1
住院其他费用均数				
2015 年	1282.4	1464.1	1651.3	899.7
2009 年	637.7	700.5	—	600.0

第五章　卫生系统反应性及居民满意度

本章关注调查地区卫生系统的反应性和居民满意度。卫生系统的反应性是用于衡量卫生系统提供的服务在多大程度上满足公众期望。在本次调查中，分别从门诊和住院两个方面了解反应性。涉及反应性的指标包括：就诊花费时间、医务人员与患者的沟通、咨询或投诉过程的便捷程度、就医环境等。另外，本调查还测量了患者对医生的信任度及其对医疗服务的满意度。

调查地区的门诊患者，用候诊时间长短反应门诊服务可及性。认为候诊时间短或很短的比例为46.8%，21.8%的就诊者认为长或很长。70.7%的就诊者认为医生解释问题的态度“很好”或“好”。73.2%的就诊者认为医生解释病情的清晰度“很好”或“好”。0.8%的就诊者认为就诊环境“很差”或“差”（只出现在城乡地区2.1%），43.1%就诊者认为“一般”，56.1%的就诊者认为就诊环境“很好”或“好”。

在住院患者中，79.4%的患者认为医生解释问题的态度“很好”或“好”（城市为69.7%、城乡地区为81.4%、农村为81.1%），19.1%的住院患者认为“一般”（城市为24.2%、城乡地区为18.6%、农村为17.8%），1.4%的患者认为“差”或“很差”（城市为6.1%、城乡地区为0.0%、农村为1.1%）。64.6%的住院患者认为医院就诊环境“很好”或“好”，4.8%的住院患者则认为“很差”或“差”。

在患者对医生信任程度的调查中，分别有79.7%的门诊患者和81.9%的住院患者表示很信任。在调查对门诊患者和住院患者对医疗机构不满意的原因后发现，13.8%的门诊患者表示出不满意，其主要原因为：技术水平低，药品种类少，服务态度差。7.7%的住院患者表示出不满意，主要原因为：技术水平低，服务态度差，收费不合理。

第一节　门诊服务反应性

调查对象为调查前两周内患病，并到医疗机构就诊的居民，了解他们在就诊过程中对门诊服务的看法和意见。本次调查，共有146例两周就诊患者回答了有关问题。

一、门诊服务可及性

调查问卷设计了“本次就诊，您感觉在医院候诊所花时间长短如何?”来反映门诊就诊可及性。

在回答“感觉在医院候诊所花时间的长短如何”时，46.8%的就诊者认为“很短”或“较短”（城市35.7%、城乡58.3%、农村44.1%），41.5%就诊者认为“一般”（城市38.1%、城乡20.8%、农村38.2%），21.8%的人认为“很长”或“较长”（城市26.2%、城乡20.8%、农村17.6%）。时间长短比例各地区差别不大。与2009年相比，认为在医院候诊所花时间“很短”或“较短”的比例有较大上升，认为“很长”或“较长”的比例明显下降（见表5-1）。

表5-1　调查地区就诊所花时间长短评价（%）

原因	整体合计		城市合计		城乡合计	农村合计	
	2015年	2009年	2015年	2009年	2015年	2015年	2009年
很短、较短	46.8	6.8	35.7	10.9	58.3	44.1	4.1
一般	41.5	29.7	38.1	30.4	20.8	38.2	31.5
很长、较长	21.8	63.6	26.2	58.7	20.8	17.6	64.4

二、与就诊者解释沟通情况

在与就诊者解释与沟通方面，问卷中设计了三个问题，一是“您认为此次就诊医护人员向您解释问题的态度如何?”，二是“您认为医护人员向您解释病情等问题的清晰程度如何?”，最后为“您认为此次就诊医护人员倾听您述说病情的认真程度如何?”。

在回答“医护人员解释问题的态度如何”时，70.7%的就诊者认为“很好”或“好”（城市69.0%、城乡66.0%、农村79.4%），26.0%就诊者认为“一般”（城市28.6%、城乡31.9%、农村14.7%），3.3%的人认为“差”或“很差”（城市2.4%、城乡2.1%、农村5.9%）。对于态度的满意度比例，各地区差别不大，农村地区对态度感觉“很好”或“好”的明显高于其他两个地区。

在回答“医护人员解释病情等的清晰度如何”时，73.2%的就诊者认为“很好”或“好”（城市76.2%、城乡66.0%、农村79.4%），22.0%的就诊者认为“一般”（城市19.0%、城乡29.8%、农村14.7%），4.9%的人认为“差”或“很差”（城市4.8%、城乡4.3%、农村5.9%）。对于解释病情等的清晰度的满意度比例，各地区差别不大，城乡地区对解释病情等的清晰度的满意度感觉“很好”或“好”的明显低于其他两个地区。

在回答“医护人员倾听问题认真程度”时，74.0%的就诊者认为“很好”或“好”（城市76.2%、城乡68.1%、农村79.4%），21.1%就诊者认为“一般”（城市19.0%、城乡27.7%、农村14.7%），4.9%的人认为“差”或“很差”（城市4.8%、城乡4.3%、农村5.9%）。对于态度的满意度比例各地区差别不大，农村地区对态度感觉“差”或“很差”的稍高于其他两个地区。

在与就诊者解释与沟通方面，总体满意度较好，农村地区与其他地区相比感觉“好”或“很好”的比例在三个方面都占比最高，而城乡地区最低（见表5-2）。

表 5-2　2015 年调查地区门诊病人与医护人员沟通评价构成（%）

原因	整体	城市	城乡	农村
	合计	合计	合计	合计
医护人员向您解释问题的态度				
很好、好	70. 7	69. 0	66. 0	79. 4
一般	26. 0	28. 6	31. 9	14. 7
差、很差	3. 3	2. 4	2. 1	5. 9
医护人员向您解释治疗方案的清晰度				
很好、好	73. 2	76. 2	66. 0	79. 4
一般	22. 0	19. 0	29. 8	14. 7
差、很差	4. 9	4. 8	4. 3	5. 9
医护人员倾听您述说病情的认真度				
很好、好	74. 0	76. 2	68. 1	79. 4
一般	21. 1	19. 0	27. 7	14. 7
差、很差	4. 9	4. 8	4. 3	5. 9

三、对就诊单位的基本环境评价

在问卷中，调查门诊服务的就诊及相关设施状况的问题为："您认为此就诊机构的环境如何?"

在回答该问题时，0. 8%的就诊者认为"很差"或"差"（只出现在城乡2. 1%），43. 1%就诊者认为"一般"（城市 52. 4%、城乡 40. 4%、农村35. 3%），56. 1%的人认为"很好"或"好"（城市 47. 6%、城乡 57. 4%、农村 64. 7%）。与 2009 年相比，2015 年认为"差"或"很差"的比例在减少，农村和城市地区未出现认为"差"或"很差"，认为"很好"或"好"的略有下降（见表 5-3）。

表 5-3 调查地区就诊者对环境的状况的评价（%）

原因	整体合计		城市合计		城乡合计	农村合计	
	2015 年	2009 年	2015 年	2009 年	2015 年	2015 年	2009 年
很好、好	56.1	73.0	47.6	62.6	57.4	64.7	77.3
一般	43.1	23.5	52.4	27.5	40.4	35.3	21.8
差、很差	0.8	3.5	—	9.9	2.1	—	0.9

第二节 住院服务反应性

调查对象为调查前一年内住院治疗的患者，了解他们在住院治疗过程中对住院服务的反应性，包括清晰的信息交流、住院环境和对设施的满意度等。共有 209 例出院者回答了相关问题。

一、医护人员对住院患者的沟通与解释

在与就诊者解释与沟通方面，问卷中设计了三个问题，一是“您认为此次住院医护人员向您解释问题的态度如何?”，二是“您认为此次住院医护人员向您解释病情等问题的清晰程度如何?”，最后为“您认为此次住院医护人员倾听您述说病情的认真程度如何?”。

在回答“医护人员解释问题的态度如何”时，79.4%的住院患者认为“很好”或“好”（城市 69.7%、城乡 81.4%、农村 81.1%），19.1%的住院患者认为“一般”（城市 24.2%、城乡 18.6%、农村 17.8%），1.4%的人认为“差”或“很差”（城市 6.1%、城乡 0.0%、农村 1.1%）。城乡地区居民对于解释问题态度满意程度稍高于其他两个地区。

在回答“医护人员解释病情等的清晰度如何”时，77.5%的住院患者认为“很好”或“好”（城市 66.7%、城乡 79.1%、农村 80.0%），17.7%住院患者认为“一般”（城市 24.2%、城乡 15.1%、农村 17.8%），4.8%的人认为

“差”或“很差”（城市9.1%、城乡5.8%、农村2.2%）。城市地区对于清晰度认为“很好”或“好”较低。

在回答“医护人员倾听问题认真程度”时，78.0%的住院患者认为“很好”或“好”（城市72.7%、城乡81.4%、农村76.7%），20.1%的住院患者认为“一般”（城市24.2%、城乡16.3%、农村22.2%），1.9%的人认为“差”或“很差”（城市3.0%、城乡2.3%、农村1.1%）。

在与住院患者者解释与沟通方面，总体满意度较好，城市地区与其他地区相比感觉“好”或“很好”的比例在三个方面都占比最低，而城乡地区最高（见表5-4）。

表5-4 2015年调查地区住院病人对医护人员态度评价（%）

原因	整体	城市	城乡	农村
	合计	合计	合计	合计
医护人员向您解释问题的态度				
很好、好	79.4	69.7	81.4	81.1
一般	19.1	24.2	18.6	17.8
差、很差	1.4	6.1	—	1.1
医护人员向您解释治疗方案的清晰程度				
很好、好	77.5	66.7	79.1	80.0
一般	17.7	24.2	15.1	17.8
差、很差	4.8	9.1	5.8	2.2
医护人员倾听您述说病情的认真程度				
很好、好	78.0	72.7	81.4	76.7
一般	20.1	24.2	16.3	22.2
差、很差	1.9	3.0	2.3	1.1

二、住院患者对医院基本环境评价

在问卷中，调查住院服务设施状况的问题为：“您认为病房的环境如何？”

在回答该问题时，4.8%的住院患者认为“很好”或“好”（城市 60.6%、城乡 62.8%、农村 67.8%），30.6%的住院患者认为“一般”（城市 36.4%、城乡 29.1%、农村 30.0%），4.8%的人认为“很差”或“差”（城市 3.0%、城乡 8.1%、农村 2.2%），其中城乡地区住院患者对住院环境不满意的比例最高。与 2009 年相比，2015 年住院环境满意基本无变化，城市居民住院患者认为“很差”或“差”稍有下降（见表 5-5）。

表 5-5　调查地区住院患者对环境状况的评价（%）

原因	整体合计		城市合计		城乡合计	农村合计	
	2015 年	2009 年	2015 年	2009 年	2015 年	2015 年	2009 年
很好、好	64.6	66.1	60.6	56.9	62.8	67.8	71.9
一般	30.6	29.7	36.4	36.5	29.1	30.0	25.3
差、很差	4.8	4.2	3.0	6.6	8.1	2.2	2.8

第三节　患者对医生的信任程度及其对医疗服务的满意度

一、对医生的信任程度

1. 就诊患者对医生的信任程度

在门诊就诊患者中，回答“您对诊治您疾病的医生的信任程度如何”时，79.7%的人表示“信任”或“很信任”（城市 78.6%、城乡 72.3%、农村 91.2%），有 14.6 %的人表示“一般”（城市 11.9%、城乡 21.3%、农村 8.8%），5.7%的人表示“不信任”或“很不信任”（城市 9.5%、城乡 6.4%、农村 0.0%）。城市地区门诊患者对于医生的不信任程度较高，而农村患者均信任医生。相比于 2009 年，2015 年表示“信任”或“很信任”的患者稍有上升，但农村患者的信任程度上升明显。表示“不信任”或“很不信任”的患者略有下降，主要是城市地区的门诊患者（见表 5-6）。

表 5-6　调查地区门诊就诊患者对医生信任度评价（%）

原因	整体合计		城市合计		城乡合计	农村合计	
	2015 年	2009 年	2015 年	2009 年	2015 年	2015 年	2009 年
很信任、信任	79.7	77.9	78.6	77.9	72.3	91.2	76.2
一般	14.6	17.3	11.9	17.3	21.3	8.8	19.2
不信任、很不信任	5.7	4.9	9.5	4.9	6.4		4.6

2. 住院患者对医生的信任程度

在住院患者中，回答“您对治疗疾病的医务人员信任程度如何”时，有 81.9%的人表示“信任”或“很信任”（城市 75.8%、城乡 83.9%、农村 82.2%），有 14.8 %的人表示“一般”（城市 18.2%、城乡 12.6%、农村 15.6%），有 3.3%的人则表示“不信任”或“很不信任”（城市 6.0%、城乡 3.4%、农村 2.2%）。城市地区住院患者对于医生不信任程度较高。相比于 2009 年，2015 年表示“信任”或“很信任”的患者基本持平。表示“不信任”或“很不信任”的患者略有上升（见表 5-7）。

表 5-7　调查地区住院患者对医生信任度评价（%）

原因	整体合计		城市合计		城乡合计	农村合计	
	2015 年	2009 年	2015 年	2009 年	2015 年	2015 年	2009 年
很信任、信任	81.9	81.5	75.8	75.0	83.9	82.2	85.6
一般	14.8	16.8	18.2	22.8	12.6	15.6	13.0
不信任、很不信任	3.3	1.7	6.0	2.2	3.4	2.2	1.4

二、患者满意度

在调查中，对就诊病人和住院病人均询问了“您对就诊（住院）单位最不满意的是什么（可多选）”，其中有146例门诊病人和209例住院病人回答了该问题。

1. 对门诊服务不满意的患者比例

13.8%的门诊就诊病人对就诊机构表示不满意（城市19.1%、城乡14.3%，农村7.1%），城市地区对服务不满意的患者比例高于城乡地区和农村（见表5-8）。

表5-8　2015年调查地区就诊满意度构成（%）

满意度	整体	城市	城乡	农村
	合计	合计	合计	合计
满意	57.2	63.8	51.8	57.1
一般	29.9	17.0	33.9	35.7
不满意	13.8	19.1	14.3	7.1

2. 对门诊不满意内容及患者比例

从整体上看，有36.8%就诊患者认为医院的设备与环境差，表示最不满意，是所有最不满意选项中所占比例最高的，其次是认为医护人员技术水平低（26.3%）和服务态度差（15.8%）。分地区来看，城市地区医疗费用高是不满意的主要原因（占50%），城乡地区则是认为医护人员技术水平低为主（占37.5%），农村不满意原因集中在认为医护人员技术水平低和服务态度差，以及医疗费用高（见表5-9）。

表5-9　2015年调查地区居民不满意原因构成（%）

不满意原因	整体	城市	城乡	农村
	合计	合计	合计	合计
技术水平低	26.3	12.5	37.5	33.3
药品种类少	5.3	12.5	—	—

续表

不满意原因	整体	城市	城乡	农村
	合计	合计	合计	合计
服务态度差	15.8	—	25.0	33.3
收费不合理	5.2	—	12.5	—
医疗费用高	36.8	50.0	25.0	33.3
其他	10.5	25.0	—	—

3. 住院不满意比例

在7.7%的住院病人对住院机构表示不满意（城市15.2%、城乡7.0%、农村5.6%）；与就诊者对门诊满意度测量结果相同，城市地区住院患者不满意度最高，其次是城乡地区和农村地区的患者（见表5-10）。

表5-10　2015年调查地区住院满意度（%）

满意度	整体	城市	城乡	农村
	合计	合计	合计	合计
满意	60.3	57.6	62.8	58.9
一般	32.1	27.3	30.2	35.6
不满意	7.7	15.2	7.0	5.6

4. 住院患者最不满意项目的比例

从整体上看，医护人员服务态度差和医疗费用高在所有最不满意选项中并列第一，均占26.7%；其次，医护人员是技术水平低占（13.3%）。分地区来看，城市地区不满意原因主要是医护人员服务态度差（占40.0%），城乡地区主要为医院收费不合理（占33.3%），农村地区不满意的原因包括医护人员服务态度差、医院收费不合理及医疗费用高、看病手续繁琐（见表5-11）。

表 5-11　2015 年调查地区居民住院不满意原因构成（%）

不满意原因	整体	城市	城乡	农村
	合计	合计	合计	合计
技术水平低	13.3	20.0	16.7	—
服务态度差	26.7	40.0	16.7	25.0
收费不合理	6.7	—	33.3	25.0
医疗费用高	26.7	20.0	—	25.0
看病手续繁琐	6.7	—	—	25.0
等待时间过长	6.7	—	16.7	—
环境条件差	6.7	—	16.7	—
提供不必要服务	6.7	20.0	—	—

第六章　妇幼卫生保健

本章关注顺义地区妇女和儿童卫生保健情况。妇女卫生通过已婚育龄妇女健康检查和生育情况、孕产期保健、分娩地点、分娩方式及费用等指标来反映；儿童保健则通过儿童体检率、计划免疫情况、母乳喂养情况，以及两周患病情况等指标来反映。

调查地区孕产妇产前检查率为100.0%。城市地区99.2%的孕产妇接受了8次及以上的产前检查；城乡地区99.4%的孕产妇接受了8次及以上的产前检查；农村地区99.8%的孕产妇进行了5次及以上的产前检查。产前检查时，B超检查、抽血检查、测量血压、尿常规这四项内容全部检查的比例为100.0%；住院分娩率为88.6%。调查地区产后访视率为77.1%（城市84.20%，城乡76.6%，农村73.5%）。

本次调查5岁以下儿童体检率为77.4%，2015年平均体检1.8次。98.2%的5岁以下儿童有计划免疫卡（城市100.0%，城乡95.6%，农村100.0%），处于较高的水平。对接种服务的满意度为74.5%。不考虑季节影响，5岁以下儿童两周患病率平均为18.1%（城市9.5%、城乡28.9%、农村15.8%）；两周就诊比例为76.2%。

第一节　15~49 岁已婚育龄妇女

一、妇女健康检查与生育情况

1. 健康检查

在调查前一年内做过妇科健康检查的育龄期妇女占 76.2%。其中，城市为 73.7%，城乡为 85.2%，农村为 69.8%。城乡地区的妇科检查率明显高于城市和农村，城市和农村的水平相近。与 2009 年相比，总体妇科检查率和分地区检查率都有所下降（见表 6-1）。

表 6-1　调查地区 15~49 岁已婚育龄妇女妇科检查率（%）

调查时间	整体合计	城市合计	城乡合计	农村合计
2015 年	76.2	73.7	85.2	69.8
2009 年	77.8	78.9	—	77.2

2. 活产数

平均每名已婚育龄妇女生有 1.38 个活产儿。其中，城市地区平均为 1.12 个，城乡地区平均为 1.46 个，农村地区平均为 1.43 个。农村和城乡地区育龄妇女所生活产儿数高于城市地区，城乡地区达到 1.46 个（见表 6-2）。

表 6-2　调查地区 15~49 岁已婚育龄妇女活产数（个）

调查时间	整体合计	城市合计	城乡合计	农村合计
2015 年	1.38	1.12	1.46	1.43
2009 年	1.16	1.08	—	1.21

二、孕产期保健

共对 83 个有 5 岁以下小孩的 15~49 岁已婚育龄妇女最后一次分娩及妊娠期间的保健情况进行了调查。其中，城市 19 人，城乡 30 人，农村 34 人。

1. 产前检查率

产前检查率指怀孕期间接受过一次及以上产前检查的产妇人数与产妇总人数的比。本次调查产前检查率为 100.0%，各地区均为 100.0%。相比于 2009 年，2015 年各地区产妇均做了产前检查（见表 6-3）。

表 6-3　调查地区 15~49 岁已婚育龄妇女产前检查率（%）

调查时间	整体合计	城市合计	城乡合计	农村合计
2015 年	100.0	100.0	100.0	100.0
2009 年	99.5	100.0	—	99.0

2. 产前检查次数

进一步对孕产妇平均产前检查次数进行分析的结果显示，地区整体的平均产前检查次数是 12.8 次，城市 12.8 次、城乡 13.1 次、农村 12.7 次，各地区无明显差异。按照我国孕产妇系统保健管理的要求，在城市地区孕产妇至少接受 8 次产前检查，农村地区孕产妇至少接受 5 次产前检查。在本次调查中，城市地区有 99.2%的孕产妇接受了 8 次及以上的产前检查，农村地区 99.8%的孕产妇进行了 5 次及以上的产前检查。平均产前检查次数和产前检查次数均符合要求的比例，并且在各地区间无明显差异（见表 6-4）。

表 6-4　2015 年调查孕产妇产前检查次数

检查次数	整体合计	城市合计	城乡合计	农村合计
平均次数	12.8	12.8	13.1	12.7
≥5 次（%）	99.8	99.8	99.7	99.8

续表

检查次数	整体合计	城市合计	城乡合计	农村合计
≥8 次（%）	99.5	99.2	99.4	99.8

3. 产前检查内容

（1）单项内容检查率。调查地区主要产前检查内容按产妇做过的比例由多到少分别为 B 超检查、血压检查、尿常规检查和抽血检查。各地区的孕产妇接受各项检查的检查率均为 100.0%。

（2）复合内容检查率。测体重、抽血检查、测量血压、尿常规这四项产前检查内容在调查地区孕产妇中全部检查的比例为 100.0%（见表 6-5）。

表 6-5　2015 年调查地区孕产妇单项及复合产前检查率（%）

检查项目	整体合计	城市合计	城乡合计	农村合计
抽血检查	100.0	100.0	100.0	100.0
测量血压	100.0	100.0	100.0	100.0
尿常规检查	100.0	100.0	100.0	100.0
B 超检查	100.0	100.0	100.0	100.0
复核检查	100.0	100.0	100.0	100.0

4. 产后访视率

产后访视率是指接受 1 次及以上检查或访视的产妇与产妇总数之比。调查地区产后访视率为 77.1%，城市、城乡地区和农村分别为 84.2%、76.7% 和 73.5%。城市地区明显高于城乡地区和农村（见表 6-6）。

表 6-6　调查产妇产后访视率（%）

调查时间	整体合计	城市合计	城乡合计	农村城市
2015 年	77.1	84.2	76.7	73.5

三、分娩地点

受调查的产妇的分娩地点只分布在医院和妇幼保健院。各地区孕产妇的分娩地点均集中在妇幼保健院（城市 84.2%、城乡 70.0%、农村 50.0%）。与 2009 年相比，2015 年孕产妇分娩地点明显变化，全部孕产妇均入院分娩（见表 6-7）。

表 6-7　调查产妇分娩地点构成比（%）

地点	整体合计		城市合计		城乡合计	农村合计	
	2015 年	2009 年	2015 年	2009 年	2015 年	2015 年	2009 年
医院	35.0	53.4	15.8	53.6	30.0	50.0	53.0
妇幼保健院	65.0	42.9	84.2	45.2	70.0	50.0	41.0
卫生院	—	2.7	—	1.2	—	—	4.0
在家	—	0.5	—	0.0	—	—	1.0
其他	—	0.5	—	0.0	—	—	1.0

四、分娩方式及费用分析

1. 分娩方式和剖宫产原因

调查地区产妇自然分娩的比例占 48.2%，剖宫产占 51.8%。城乡地区选择剖宫产的比例最高（63.3%），农村仅为 38.2%。与 2009 年的相比，农村地区剖宫产率明显下降，总体剖宫产率稍有降低。

孕产妇选择剖宫产的原因以医生建议为主（城市 72.2%，城乡地区 89.5%，农村 84.6%），城市地区有 27.3%的孕产妇自己要求剖宫产（见表 6-8、表 6-9）。

表 6-8　调查地区产妇分娩方式构成（%）

分娩方式	整体合计	城市合计	城乡合计	农村合计
2015 年				

续表

分娩方式	整体合计	城市合计	城乡合计	农村合计
自然分娩	48.2	42.1	36.7	61.8
剖宫产	51.8	57.9	63.3	38.2
2008 年				
自然分娩	47.3	47.0	—	47.5
剖宫产	52.7	53.0	—	52.5

表 6-9　2015 年调查地区产妇剖宫产分娩选择原因构成（%）

原因	整体合计	城市合计	城乡合计	农村合计
自己要求	16.3	27.3	10.5	15.4
医生建议	83.7	72.7	89.5	84.6

2. 分娩费用

（1）分娩的平均费用。调查地区分娩的平均费用为 8925.3 元，自己花费平均为 5682.3 元。城乡和农村地区分娩费用均明显高于城市地区，城乡地区最高达到了 102333.3 元。相比于 2009 年，各地区分娩平均费用和平均自费费用均有明显上升，尤其是城市地区分娩自费费用有明显上升。

（2）不同分娩方式的平均费用。调查地区自然生产的平均费用为 7059.0 元，剖宫产为 10745.0 元。城乡地区自然分娩费用均明显高于城市和农村地区。农村地区的剖宫产的费用最高达到了 13269.2 元，城乡地区也达到了 11088.2 元（见表 6-10）。

表 6-10　不同分娩方式的平均费用（元）

分娩方式	整体合计	城市合计	城乡合计	农村合计
2015 年				
总平均费用	8925.3	6544.4	10233.3	9147.1

续表

分娩方式	整体合计	城市合计	城乡合计	农村合计
自费平均费用	5682.3	4005.6	6863.0	5632.4
自然分娩	7059.0	6125.0	8780.0	6595.2
剖宫产	10745	6880.0	11088.2	13269.2
2009 年				
总平均费用	4892.9	4187.0	—	5453.4
自费平均费用	3069.7	1010.1	—	4696.8

（3）不同分娩地点的平均分娩费用。本次调查结果显示，城乡地区的孕产妇在医院和妇幼机构的费用都是最高，分别达到 10000.0 元和 10315.0 元，而费用最低的城市地区仅有 6000.0 元和 6612.5 元（见表 6-11）。

表 6-11 不同分娩地点的平均分娩费用（元）

分娩地点	整体合计	城市合计	城乡合计	农村合计
医院	7980.8	6000.0	10000.0	7382.3
妇幼机构	9388.7	6612.5	10315.0	10911.8

第二节 5 岁以下儿童

一、基本情况

本次共调查 5 岁以下儿童 106 人，其中城市 21 人、城乡地区 46 人、农村 39 人。调查地区 5 岁以下儿童各年龄组构成相对均衡，4 岁以上儿童比例较少（见表 6-12）。

表 6-12　2015 年调查 5 岁以下儿童年龄构成（%）

年龄组	整体合计	城市合计	城乡合计	农村合计
0 岁	24.0	19.2	26.7	23.7
1 岁	23.0	5.3	28.8	26.3
2 岁	18.3	23.1	6.7	28.9
3 岁	21.2	28.6	22.2	15.8
4 岁	13.5	23.8	15.6	5.3

二、儿童的体检率和体检次数

调查人群 5 岁以下儿童的体检率为 77.4%，城乡地区儿童体检率最低，仅有 69.6%，城市和农村地区体检率都达到了 80% 以上（城市 85.7%、农村 82.1%）。平均体检次数为 1.8 次，各地区间无明显差异（见表 6-13）。

表 6-13　2015 年调查 5 岁以下儿童健康体检率（%）和平均体检次数（次）

体检率与平均体检次数	整体合计	城市合计	城乡合计	农村合计
体检率	77.4	85.7	69.6	82.1
平均体检次数	1.8	1.6	1.8	1.8

三、计划免疫情况

预防接种证拥有率和接种满意率

根据调查地区家长的回答，98.2%的 5 岁以下儿童有预防接种证，处于较高的水平。农村和城市地区均达到 100.0%，城乡地区只有 95.6%。对于预防接种服务，不满意度为 4.7%，城乡和农村地区不满意度较低，城市地区较高，达到了 14.3%（见表 6-14）。

表 6-14　2015 年调查 5 岁以下儿童预防接种证拥有率和接种满意率（%）

持证率和满意率	整体合计	城市合计	城乡合计	农村合计
预防接种证				
有	98.2	100.0	95.6	100.0
没有	0.9	—	2.2	
不知道	0.9	—	2.2	
接种服务满意度				
满意	74.5	52.4	76.1	84.6
一般	20.8	33.3	21.7	12.8
不满意	4.7	14.3	2.2	2.6

四、母乳喂养情况

儿童母乳喂养情况调查显示，84.9%儿童母乳喂养，城市地区达到最高 95.2%，城乡地区最低仅为 80.4%。0~6 月龄纯母乳喂养率为 64.1%，地区分布差异与母乳喂养率相同（见表 6-15）。

表 6-15　2015 年调查儿童母乳喂养率（%）

婴儿喂养	整体合计	城市合计	城乡合计	农村合计
母乳喂养率	84.9	95.2	80.4	84.6
0~6 月龄纯母乳喂养率	64.1	71.4	60.9	64.1

五、两周内患病及治疗情况

两周患病率和就诊率

调查地区 5 岁以下儿童两周患病率为 18.1%，城市、城乡地区和农村分别为 9.5%、28.9%和 15.8%。城乡地区儿童两周患病率处于一个较高的水平。调查地区 5 岁以下儿童两周就诊比例高达 76.2%，城市、城乡地区和农村分别为50.0%、84.6%和66.7%，农村和城乡地区高于城市（见表6-16）。

表6-16　2015年调查5岁以下儿童两周患病率（%）和就诊比例（%）

患病、就诊	整体合计	城市合计	城乡合计	农村合计
两周患病率	18.1	9.5	28.9	15.8
两周就诊比例	76.2	50.0	84.6	66.7

第七章　老年群体卫生服务需要、需求与利用

本章关注60岁及以上的老年人口的卫生服务需要、需求及利用状况。通过自评健康状况、两周患病情况、失能情况等指标反映老年人口的卫生服务需要，并利用两周就诊情况和住院情况反映老年人口的医疗服务利用。另外，本章还测量了老年人口的社会支持与社会参与程度（通过收入来源和社会交往等指标反映）。

调查老年人口比例为29.4%。老年人口的两周患病率为51.7%（城市36.4%、城乡57.2%、农村53.4%），慢性病患病率为43.8%，（城市为53.2%、农村38.9%）。在失能方面，2.1%的老年人长期卧床，7.6%的老年人很难听清楚，8.7%的老年人说话有困难，2.4%的老年人视力存在极度困难。

老年人的两周就诊率51.7%（城市36.1%、城乡57.2%、农村53.4%），住院率为14.5%（城市12.9%、城乡14.9%、农村14.8%），老年人应住院而未住院比例为1.1%（城市0.8%、城乡1.9%、农村1.6%）。老年人最主要的经济来源首先是自己或配偶（67.0%）。老人生活需要照顾时，42.9%的家庭由配偶提供照顾，子女照顾的比例为48.2%。

第一节　老年人健康状况与卫生服务需要

一、老年人自评健康状况

1. 老年人口总体自评健康情况

老年人口自评状况最差的维度是疼痛/不适方面，有33.6%的老年人认为有中度及以上疼痛。其次是行动方面，有20.9%的老年人行动有中度及以上困难；老年人口自评健康平均得分为70.4分。除了焦虑/抑郁维度外，城市老年人口在其他各个纬度出现中度及以上问题的比例均低于城乡和农村老年人口，城乡地区老年人在焦虑/抑郁维度上，认为中度及以上焦虑的占比最高，达到9.3%。在城市地区，自评健康得分也相对较高，城乡地区自评健康得分最低（见表7-1）。

表7-1　2015年调查老年人自评有中度及以上健康问题的比例（%）及自评健康得分

健康状况	整体合计	城市合计	城乡合计	农村合计
行动	20.9	14.3	22.6	22.1
自己照顾自己	12.6	6.8	14.8	13.2
日常活动	15.5	6.8	19.3	15.9
疼痛/不适	33.6	30.1	33.3	35.1
焦虑/抑郁	7.8	8.3	9.3	6.4
自评健康得分	70.4	76.7	68.4	69.5

2. 自我健康评价的年龄差异

随着年龄的增加，除了焦虑、抑郁外，其他自评健康各维度出现问题的比例均有上升，躯体方面问题增加幅度大于精神健康；自评健康得分随年龄的增加而下降。

表 7-2　2015 年调查不同年龄老年人自评有中度及以上健康问题的比例（%）及自评健康得分

年龄组	行动	自己照顾自己	日常活动	疼痛/不舒服	焦虑/抑郁	自评健康得分
60~69 岁	12.9	6.2	8.3	29.2	8.1	72.4
70~79 岁	26.4	17.6	20.3	40.4	7.3	67.7
80 岁及以上	54.1	37.6	45.9	44.0	7.1	64.5

二、老年人口两周患病情况

1. 老年人口两周患病率及变化

老年人口的两周患病率为 51.7%。其中，城市、城乡和农村分别为 36.4%、57.2%和 53.4%，城市老年人口两周患病率比农村低 15.6 个百分点（见表 7-3）。

表 7-3　老年人口两周患病率（%）

调查时间	整体合计	城市合计	城乡合计	农村合计
2015 年	51.7	36.4	57.2	53.4

2. 老年人口两周患病率的性别差异

男性老年人两周患病率为 45.8%，女性为 57.7%。各地区女性老年人两周患病率均高于男性，农村地区男女差异最大；城市、城乡、农村同性别比较，本次调查城乡男性老年人的两周患病率高达 54.7%，居最高，女性老年人的两周患病率最高的为农村女性（62.1%），稍高于第二位的城乡地区（60.4%）（见表 7-4）。

表 7-4　不同性别老年人口两周患病率（%）

性别	整体合计	城市合计	城乡合计	农村合计
男性	45.8	31.7	54.7	44.3

续表

性别	整体合计	城市合计	城乡合计	农村合计
女性	57.7	40.6	60.4	62.1

3. 老年人口两周患病率的年龄别差异

随着年龄的增加，老年人的两周患病率呈现先上升、后下降的趋势，60~69岁组有49.1%，70~79岁组有59.1%，而80岁及以上组下降到50.6%。各地区均出现这个趋势。城乡地区三个年龄段的两周患病率均高于农村和城市，但农村地区和城乡地区老年人两周患病接近（见表7-5）。

表7-5 老年人口年龄别两周患病率（%）

年龄组	整体合计	城市合计	城乡合计	农村合计
60~69岁	49.1	31.4	54.9	51.4
70~79岁	59.1	46.2	62.9	62.0
80岁及以上	50.6	42.9	59.4	45.7

4. 老年人口两周患病率收入别差异

随着收入的增加，老年人的两周患病率整体呈现先上升、后下降的趋势。在城市地区，中等收入组患病率最低，而在城乡和农村均为中等收入最高。从各收入组分地区来看，城市地区两周患病率均低于城乡地区和农村（见表7-6）。

表7-6 老年人口收入别两周患病率（%）

收入组组	整体合计	城市合计	城乡合计	农村合计
低收入	55.2	37.5	62.5	52.8
中等收入	57.5	30.0	58.1	63.2
高收入	41.3	36.0	45.6	43.7

三、老年人口慢性病患病情况

1. 老年人口慢性病患病率及其变化

老年人的慢性病患病率为 118.5%，其中城市、城乡地区和农村分别为 120.9%、124.4%和 113.6%，城乡地区老年人慢性病患病率相对较高（见表 7-7）。

表 7-7　老年人口慢性病患病率（%）

调查时间	整体合计	城市合计	城乡合计	农村合计
2015 年	118.5	120.9	124.4	113.6

2. 老年人口慢性病患病率的性别差异

男性老年人慢性病患病率为 107.9%，女性为 129.5%。除城市男女慢病患病率相近外，其他地区女性老年人慢性病患病率均明显高于男性；城市与城乡、农村同性别比较，城市男性老年人的慢性病患病率最高，城市女性老年人的慢性病患病率最低（见表 7-8）。

表 7-8　不同性别老年人口慢性病患病率（%）

性别	整体合计	城市合计	城乡合计	农村合计
男性	107.9	121.8	115.6	97.1
女性	129.5	120.0	134.3	129.5

3. 老年人口慢性病患病率的年龄别差异

随着年龄的增加，老年人的慢性病患病率呈现先上升、后下降的趋势。60~69 岁组为 109.4%，而 70~79 岁组和 80 岁及以上组分别为 140.1%和 123.3%。各地区均有与总体相同的分布趋势（见表 7-9）。

表 7-9　老年人口年龄别慢性病患病率（%）

年龄组	整体合计	城市合计	城乡合计	农村合计
60~69 岁	109.4	120.0	117.7	98.5
70~79 岁	140.1	127.5	141.9	144.5
80 岁及以上	123.3	100.0	127.3	125.0

4. 不同收入组老年人口慢性病患病率

总体来看，随着收入的增加，老年人慢性病患病率略呈上升趋势。在城市地区，高收入组的老年人大幅高于中等收入组和低收入组；城乡地区则为中等收入组老年人慢性病患病率最高；农村则为低收入组患病率最高（见表7-10）。

表 7-10　调查地区不同收入老年人慢性病患病率情况（%）

收入组	整体	城市	城乡	农村
	合计	合计	合计	合计
低收入组	116.7	100.0	118.3	117.8
中等收入组	116.5	80.0	130.1	110.3
高收入组	123.0	134.9	128.1	108.1

5. 老年人口慢性病患病率疾病顺位

从整体上看，老年人慢性病患病率的前五位依次是：高血压、糖尿病、椎间盘疾病、运动系统疾病、脑血管病。各地区慢性病患病率的前五位的疾病种类基本相同，只不过顺序有所不同（见表 7-11、表 7-12）。

表 7-11　2015 年调查地区整体疾病别慢性病患病率（‰）及其构成（%）

顺位	整体合计		
	疾病名称	患病率	构成
1	高血压	502.5	42.3

续表

顺位	整体合计		
	疾病名称	患病率	构成
2	糖尿病	161.0	13.6
3	其他运动系统疾病	59.5	5.0
4	椎间盘疾病	56.5	4.8
5	脑血管病	46.0	3.9
6	心绞痛	37.0	3.1
7	其他缺血性心脏病	31.5	2.7
8	其他类型心脏病	30.5	2.6
9	其他循环系统疾病	30.5	2.6
10	类风湿性关节炎	27.5	2.3

表 7-12　2015 年调查地区的不同地区疾病别慢性病患率（‰）及其构成（%）

顺位	城乡合计			城市合计			农村合计		
	疾病名称	就诊率	构成	疾病名称	就诊率	构成	疾病名称	就诊率	构成
1	高血压	515.0	42.6	高血压	507.5	40.8	高血压	499.0	43.5
2	糖尿病	283.5	23.5	糖尿病	144.5	11.6	糖尿病	127.0	11.2
3	心绞痛	67.0	5.6	其他运动系统疾病	85.0	6.9	椎间盘疾病	79.0	7.0
4	脑血管病	52.0	4.3	脑血管病	48.0	3.9	其他运动系统疾病	53.5	4.7
5	其他循环系统病	45.8	3.7	椎间盘疾病	48.0	3.9	心绞痛	42.5	3.7

四、老年人口失能状况

1. 行走失能

2.1%的老年人长期卧床，1.3%的老年人没人帮助不能行走，9.5%的老年人不能独自出门。城乡地区老年人存在行走失能的比例最高（16.1%），比城市高8.3个百分点，农村地区为12.4%。

2. 听力失能

有7.6%的老年人很难听清楚，有24.5%的老年人需要别人提高声音才能听清楚。农村老年人存在听力失能的比例（36.7%）最高，比城市高11.9个百分点，城乡地区老年人存在听力失能的比例为29.6%。

3. 语言失能

8.7%的老年人说话有困难。城市老年人说话有困难的比例最高（14.7%）比农村高9.9个百分点。城乡和城市老年人说话困难的比例比较接近。

4. 视力失能

27.0%的老年人视力存在中度困难，2.4%的老年人视力存在极度困难。农村老年人视力存在中度以上困难的比例（33.0%）最高，比最低的城市（20.9%）高12.2个百分点。城乡地区和农村老年人视力存在中度以上困难的比例比较接近（见表7-13）。

表7-13　2015年调查老年人口失能状况（%）

失能	整体合计	城市合计	城乡合计	农村合计
行走				
长期卧床	2.1	1.6	3.7	1.1
没人帮不能走	1.3	2.3	0.4	1.7
不能独自出门	9.5	3.9	12.0	9.6
行走自如	87.1	92.2	83.9	87.6

续表

失能	整体合计	城市合计	城乡合计	农村合计
听力				
很难听清楚	7.6	3.9	8.2	8.5
需提高声音才能听清	24.5	20.9	21.3	28.2
能听清楚	67.9	75.2	70.4	63.3
说话				
有困难	8.7	14.7	10.9	4.8
无困难	91.3	85.3	89.1	95.2
视力				
有或轻度困难	70.6	79.1	71.2	67.0
中度困难	27.0	17.8	27.3	30.1
极度困难	2.4	3.1	1.5	2.8

第二节　老年人口卫生服务需求与利用

一、老年人口两周患病治疗情况

有6.9%的老年人两周患病未治疗，其中城市为2.1%，城乡高达7.8%，农村也达到7.3%。

在采取了治疗措施的老年人中，农村老年人纯自我医疗比例比城市低7.3个百分点，仅为3.1%，城乡地区则为7.8%（见表7-14）。

表7-14　2015年老年人口两周患病采取措施情况（%）

治疗情况	整体合计	城市合计	城乡合计	农村合计
就诊				

续表

治疗情况	整体合计	城市合计	城乡合计	农村合计
两周内就诊	11.2	43.8	7.1	6.3
两周前就诊	76.1	43.8	77.3	83.2
未就诊				
自我医疗	5.9	10.4	7.8	3.1
未治疗	6.9	2.1	7.8	7.3

二、老年人口两周就诊情况

1. 老年人口两周就诊率

老年人的两周就诊率为11.5%，地区差异明显，城市地区（43.8%）远远高于城乡地区和农村（见表7-15）。

表7-15　老年人口两周患病就诊率（%）

调查时间	整体合计	城市合计	城乡合计	农村城市
2015年	11.5	43.8	7.8	6.3

2. 老年人口两周就诊率的性别差异

男性老年人两周就诊率为10.8%，女性为12.0%。除城乡地区女性稍高于男性外，男女性别老年人两周就诊率基本相近。城市地区的男女性别老年人两周就诊率明显高于其他地区的男性和女性老年人（见表7-16）。

表7-16　不同性别老年人口两周就诊率（%）

性别	整体合计	城市合计	城乡合计	农村合计
男性	10.8	45.0	5.8	6.4
女性	12.0	42.9	9.5	6.2

3. 老年人口两周就诊率的年龄别差异

随着年龄的增加，老年人的两周就诊率呈现下降趋势，60～69岁组为12.7%，而80岁及以上组为7.0%。城市地区的70~79岁组老年人就诊率明显低于更高年龄组（见表7-17）。

表7-17 老年人口年龄别两周就诊率（%）

年龄组	整体合计	城市合计	城乡合计	农村合计
60~69岁	12.7	51.9	9.4	6.2
70~79岁	10.6	27.8.	5.1	8.9
80岁及以上	7.0	66.7	5.3	0.0

4. 老年人口两周就诊率疾病顺位

地区整体老年人两周就诊率的前五位依次是：其他运动系统疾病、糖尿病、椎间盘疾病、脑血管病、其他神经系统疾患。在城市地区，就诊率最高的量高血压，而在城乡和农村均排位较靠后，城乡和农村地区其他运动系统疾病成为主要的就诊疾病（见表7-18、表7-19）。

表7-18 2015年调查地区老年人整体疾病别两周就诊率（‰）及构成（%）

顺位	整体合计		
	疾病名称	患病率	构成
1	其他运动系统疾病	17.8	15.9
2	糖尿病	15.2	13.6
3	椎间盘疾病	7.6	6.8
4	脑血管病	7.6	6.8
5	其他神经系统疾患	5.1	3.9
6	白内障	5.1	3.1
7	糖尿病	5.1	2.7
8	胃肠炎	5.1	2.6

续表

顺位	整体合计		
	疾病名称	患病率	构成
9	类风湿性关节炎	2.5	2.3
10	下肢静脉曲张	2.5	2.3

表 7-19　2015 年调查地区老年人分地区疾病别两周就诊率（‰）及构成（%）

顺位	城乡合计			城市合计			农村合计		
	疾病名称	就诊率	构成	疾病名称	就诊率	构成	疾病名称	就诊率	构成
1	高血压	83.3	20.0	其他运动系统疾病	19.4	16.7	其他运动系统疾病	15.7	25.0
2	椎间盘疾病	41.7	10.0	胃肠炎	12.9	16.7	白内障	10.5	16.7
3	糖尿病	41.7	10.0	高血压	12.9	16.7	椎间盘疾病	5.2	8.3
4	心绞痛	41.7	10.0	其他神经系统疾病	6.5	8.3	消化性溃疡	5.2	8.3
5	急性上呼吸道感染	20.8	5.0	心绞痛	6.5	8.3	高血压	5.2	8.3

5. 老年人口未就诊比例

老年人口未就诊比例为：在城市为 22.2%，城乡为 69.4%，农村为 61.3%。城乡男性老年人未就诊比例最高达 80%；除城乡地区外，各地区未就诊率均女性高于男性。80 岁及以上组未就诊比例最高（见表 7-20）。

表 7-20　2015 年调查老年人口两周患病未就诊比例（%）

地区	合计	性别		年龄别		
		男性	女性	60~69 岁	70~79 岁	80 岁及以上
城市合计	22.2	10.0	29.4	12.5	44.4	0.0
城乡合计	69.4	80.0	56.3	68.0	71.4	75.0
农村合计	61.3	44.4	68.2	53.3	61.5	100.0

三、老年人口住院情况

1. 老年人口住院率及其变化

本次调查老年人的住院率为14.5%，其中城市、城乡和农村分别为12.9%、14.9%和14.8%（见表7-21）。

表7-21　老年人口年住院率（%）

调查时间	整体合计	城市合计	城乡合计	农村合计
2015年	14.5	12.9	14.9	14.8

2. 老年人口住院率的性别差异

男性老年人住院率为12.6%，女性老年人为16.8%。无论在城市还是在农村，女性老年人住院率均高于男性，城市地区老年人男女住院率差别达到了6.4百分点。各地区同性别比较，城市地区男女住院率均为最低（见表7-22）。

表7-22　不同性别老年人口住院率（%）

性别	整体合计	城市合计	城乡合计	农村合计
男性	12.6	9.5	12.6	13.8
女性	16.3	15.9	17.1	15.8

3. 老年人口住院率的年龄别差异

总的来看，随着年龄的增长，老年人住院率上升。在城市和城乡地区，住院率最高的70~79年龄组，分别达到了18.9%和18.0%。农村地区80岁及以上住院率高达30.4%（见表7-23）。

表7-23　老年人口年龄别两周住院率（%）

年龄组	整体合计	城市合计	城乡合计	农村合计
60~69岁	11.7	10.5	14.3	10.0

续表

年龄组	整体合计	城市合计	城乡合计	农村合计
70~79 岁	18.5	18.9.	18.0	18.6
80 岁及以上	21.6	11.1	12.1	30.4

4. 老年人住院疾病顺位

地区整体老年人住院率的前五位依次是：脑血管病、其他运动系疾病、其他缺血性心脏病、心绞痛和白内障。分地区来看，城市地区住院率靠前的为脑血管病、其他慢阻塞性肺病、椎间盘疾病、高血压和心绞痛；城乡和农村与城市住院率前五位不同的分别是白内障、骨折和其他运动系疾病（见表 7-24、表 7-25）。

表 7-24　2015 年调查地区老年人整体疾病别两住院率率（‰）及构成（%）

顺位	整体合计		
	疾病名称	患病率	构成
1	脑血管病	21.2	14.7
2	其他运动系疾病	13.2	9.2
3	其他缺血性心脏病	9.3	6.4
4	心绞痛	6.6	4.6
5	白内障	5.3	3.7
6	椎间盘疾病	5.3	3.7
7	其他类型心脏病	5.3	3.7
8	类风湿性关节炎	4.0	2.7
9	骨折	4.0	2.7
10	其他消化系统疾病	4.0	2.7

表 7-25　2015 年调查地区老年人分地区疾病别两住院率（‰）及构成（%）

顺位	城乡合计			城市合计			农村合计		
	疾病名称	就诊率	构成	疾病名称	就诊率	构成	疾病名称	就诊率	构成
1	脑血管病	15.2	11.8	其他运动系统疾病	29.7	20.0	脑血管病	22.7	15.4
2	其他慢阻塞肺病	15.2	11.8	脑血管病	22.3	15.0	骨折	8.5	5.8
3	椎间盘疾病	15.2	11.8	其他缺血性心脏病	11.1	7.5	其他缺血心脏病	8.5	5.8
4	高血压	7.7	5.9	糖尿病	7.4	5.0	心绞痛	8.5	5.8
5	心绞痛	7.7	5.9	白内障	7.4	5.0	其他运动系统疾病	5.7	3.9

5. 老年人平均住院天数

老年人整体平均住院天数为 10.9 天。其中，城市老年人 11.2 天，城乡地区老年人 10.2 天，农村老年人 11.2 天。城乡地区老年人住院天数略低（见表 7-26）。

表 7-26　老年人口住院者平均住院天数（天）

调查时间	整体合计	城市合计	城乡合计	农村合计
2015 年	10.9	11.5	10.2	11.2

6. 老年人应住院而未住院的比例

应住院而未住院的比例及变化

老年人应住院而未住院的比例为 1.1%。其中，城市为 0.8%，城乡地区为 1.9%，农村为 0.6%。城乡地区老年人应住院而未住院的比例较高（见表 7-27）。

表 7-27　老年人口应住院而未住院的比例（%）

调查时间	整体合计	城市合计	城乡合计	农村合计
2015 年	1.1	0.8	1.9	0.6

应住院而未住院比例的性别差异

从整体上看，老年人中女性（1.3%）应住院而未住院的高于男性（0.8%）。除了农村男性应住院比例高于女性外，城市和城乡地区均为女性的应住院而未住院的比例较高（见表7-28）。

表7-28　不同性别老年人口应住院而未住院的比例（%）

性别	整体合计	城市合计	城乡合计	农村合计
男性	0.8	0.0	0.8	1.2
女性	1.3	1.4	2.9	0.0

应住院而未住院比例的年龄别差异

从调查地区的整体情况和分地区来看，均呈现70~79岁组应住院而未住院比例最高。城市只有70~79岁组出现了应住院而未住院的情况（见表7-29）。

表7-29　老年人口年龄别应住院而未住院比例（%）

年龄组	整体合计	城市合计	城乡合计	农村合计
60~69岁	0.6	0.0	1.2	0.5
70~79岁	2.2	2.8.	3.3	1.1
80岁及以上	1.1	0.0	3.0	0.0

第三节　老年人口社会支持

一、老年人口最主要的经济来源

各个地区，老年人最主要的经济来源首先是自己或配偶，其次是子女。在城市地区，老年人最主要的经济来源为自己或配偶的比例最大（76.0%），城乡地区最少（63.5%）。主要经济来源为子女的在城乡老年人中占到了31.2%，而城市地区为14.0%，农村和城乡老年人经济来源的比例相近。各地区有将近3%的老年人的主要经济来源为社会救济（见表7-30）。

表7-30　2015年调查老年人口最主要经济来源构成（%）

经济来源	整体合计	城市合计	城乡合计	农村合计
自己或配偶	67.0	76.0	63.5	66.4
子女	27.5	14.0	31.2	29.7
孙子女	0.7	—	0.4	1.1
亲戚	0.1	—	—	0.3
社会救济	2.7	3.1	2.7	2.5
其他	2.0	7.0	2.2	—

二、老年人口生活照顾情况

调查前30天内，城市、城乡和农村老年人生活起居需要照顾的比例分别为5.4%、7.5%和8.3%。在城市地区，“需要照顾时”，71.4%的老年人由配偶提供照顾，其次是由保姆或子女照顾。在城乡和农村地区，由配偶照顾的比例相对减少（城乡45.0%、农村34.5%），由子女照顾的比例增大（城乡45.0%、农村58.6%），而由保姆照顾的比例大幅减小（城乡5.0%、农村3.4%）（见表7-31）。

表7-31　2015年调查老年人口需要照顾率和照顾服务提供构成（%）

生活照顾	整体合计	城市合计	城乡合计	农村合计
近一个月内需要照顾率（%）	7.5	5.4	7.5	8.3
配偶	42.9	71.4	45.0	34.5
子女	48.2	14.3	45.0	58.6
兄弟姐妹	1.8	—	5.0	—

续表

生活照顾	整体合计	城市合计	城乡合计	农村合计
亲戚	1.8	—	—	3.4
保姆	5.4	14.3	5.0	3.4

第八章　健康相关的行为与生活方式

本章关注调查人群的健康行为和生活方式。具体而言，本章将分析调查人群的吸烟状况、饮酒状况和体育锻炼情况。同时，本章还关注调查人群参与健康体检和高血压防治的情况，以及健康知识知晓情况。

本次调查人群的吸烟率为 26.6%（城市为 18.8%、城乡 30.1%、农村 27.1%）；开始吸烟的平均年龄为 19.8 岁。15 岁及以上居民中，平时不饮酒或很少饮酒的人占 92.2%（城市 90.8%、城乡 90.8%、农村 92.8%）；经常饮酒的人占 6.1%（城市 6.2%、城乡 6.3%、农村 6.0%）。业余时间经常参加体育锻炼的人口比例为 57.3%（城市 79.0%、城乡 56.3%、农村 48.4%）。锻炼者平均每次锻炼时间约为 62 分钟左右。

调查地区 35 岁及以上人口健康体检的比例为 73.3%（城市 80.5%、城乡 78.5%、农村 66.4%）。15 ~49 岁已婚育龄妇女妇科病检查的比例为 76.2%（城市 73.7%、城乡 85.2%、农村 69.8%）。35 岁及以上人口年内测过血压的比例为 94.5%（城市 97.3%、城乡 91.7%、农村 95.4%），有 27.5%（城市 37.2%、城乡 30.6%、农村 21.6%）的高血压病患者 3 个月内接受过健康指导。

第一节　吸烟情况

一、吸烟率

1. 居民吸烟率

吸烟者是指直至现在仍在吸烟的人口。本次调查15岁及以上人口吸烟率为26.6%，其中城市为18.8%，低于农村的27.1%，城乡地区达到最高为30.1%（见表8-1）。

表8-1　15岁及以上居民吸烟率（%）

调查时间	整体	城市	城乡	农村
	合计	合计	合计	合计
2015年	26.6	18.8	30.1	27.1

2. 吸烟率的性别差异

男性和女性吸烟率分别为52.0%和2.2%。城乡地区（59.4%）和农村（52.5%）男性的吸烟率明显高于城市男性（36.9%）；而农村女性的吸烟率（2.9%）稍高于城市和城乡地区的女性（1.7%）（见表8-2）。

表8-2　15岁及以上居民不同性别吸烟率（%）

性别	整体合计	城市合计	城乡合计	农村合计
男性	52.0	36.9	59.4	52.5
女性	2.2	1.7	1.7	2.9

3. 吸烟率的年龄差异

年龄别分析显示，各年龄组的吸烟率呈现出中间高、两头低的趋势。35~44岁和45~54岁组中间两组最高，前两组15~24岁与25~34岁和后两组55~

64 岁与 65 岁及以上相对较低。城乡地区各个年龄组吸烟率均高于城市和农村。男性年龄别吸烟率的分布与全人群基本一致；女性吸烟率随年龄增加而上升，15~24 岁组最低，而 65 岁及以上组最高（见表 8-3）。

表 8-3　2015 年调查 15 岁及以上居民年龄别吸烟率（%）

年龄组	合计			男性			女性		
	城市合计	城乡合计	农村合计	城市合计	城乡合计	农村合计	城市合计	城乡合计	农村合计
15~24 岁	8.5	17.5	20.7	16.7	30.3	36.4	0.0	0.0	0.0
25~34 岁	18.8	34.2	27.3	39.5	63.9	55.8	2.2	0.0	2.5
35~44 岁	17.3	33.7	31.3	31.7	66.0	59.5	0.0	2.1	2.4
45~54 岁	28.6	42.9	32.6	57.9	84.3	65.8	0.0	2.4	0.0
55~64 岁	22.0	25.2	29.5	43.5	56.5	56.7	3.7	0.0	1.5
65 岁及以上	12.2	21.5	18.1	22.0	39.7	30.3	2.4	4.8	8.2

4. 年龄别吸烟率的变化

吸烟率较高的年龄段集中在 25~54 岁的，接近 30%。而 15~24 岁年龄组的吸烟率最低仅为 16.3%（见表 8-4）。

表 8-4　15 岁及以上居民年龄别吸烟率变化（%）

调查时间	15~24 岁	25~34 岁	35~44 岁	45~54 岁	55~64 岁	65 岁及以上
2015 年	16.3	28.2	28.1	35.5	26.7	18.2

二、开始吸烟年龄

1. 调查地区吸烟者开始吸烟年龄

2015 年调查吸烟者开始吸烟的平均年龄为 19.8 岁。各地区开始吸烟年龄基本一致，无较大差异（见表 8-5）。

表 8-5　15 岁及以上居民开始吸烟年龄（岁）

调查时间	整体	城市	城乡	农村
	合计	合计	合计	合计
2015 年	19.8	21.2	19.7	19.4

2. 调查地区吸烟者开始吸烟年龄的构成

2015 年调查 84.8%的吸烟者是在 15~24 岁开始吸烟的，7.5%的吸烟者是在 25~34 岁开始吸烟的，5.2%的吸烟者是在 15 岁以下开始吸烟的（见表 8-6）。

表 8-6　15 岁及以上居民开始吸烟年龄构成（%）

调查时间	15 岁以下	15~24 岁	25~34 岁	35~44 岁	45 岁以上
2015 年	5.2	84.8	7.5	1.8	0.8

3. 开始吸烟年龄的性别差异

男性开始吸烟的年龄（19.5 岁）明显早于女性（26.6 岁）。城市、城乡和农村男性开始吸烟的年龄均比女性早，但农村男性（19.3 岁）和女性（21.0 岁）开始吸烟的年龄接近（见表 8-7）。

表 8-7　15 岁及以上居民不同性别开始吸烟年龄（岁）

性别	整体合计	城市合计	城乡合计	农村合计
男性	19.5	20.7	19.2	19.3
女性	26.6	30.3	36.4	21.0

三、吸烟量

1. 调查地区吸烟者平均每天吸烟量

吸烟者最近一年平均每天吸烟量为 16.3 支（城市 11.1 支，城乡 16.0，农村 18.1 支）。城乡和农村地区明显高于城市地区吸烟者平均每日吸烟量（见表 8-8）。

表 8-8　15 岁及以上居民平均每天吸烟量（支）

调查时间	整体	城市	城乡	农村
	合计	合计	合计	合计
2015 年	16.3	11.1	16.0	18.1

2. 吸烟量的性别差异

分析不同性别的吸烟量发现，男性每天吸烟量高于女性，分别为 16.5 支和 11.9 支。城市男性每天 11.3 支，低于城乡男性每天的 16.2 支，也低于农村男性每天的 18.3 支。城市女性每天最少为 7.3 支，农村女性每天达到了 14.8 支（见表 8-9）。

表 8-9　15 岁及以上居民不同性别平均每天吸烟量（支）

性别	整体合计	城市合计	城乡合计	农村合计
男性	16.5	11.3	16.2	18.3
女性	11.9	7.3	8.4	14.8

第二节　饮酒情况

本次调查了 15 岁及以上人口的饮酒情况，主要包括饮酒的频度和饮酒量。饮酒频度分为：不饮或偶尔饮，每周 1 ~2 次，每周至少饮酒 3 次（经常饮）。平均每次的饮酒单位换算的标准为：1 两 40 度及以上白酒 = 2；1 两 40 度以下白酒 = 1.5；1 斤葡萄酒 = 5；1 瓶啤酒 = 2；1 听啤酒 = 1；1 斤黄酒 = 6.5。

一、调查人群饮酒情况构成

92.2%的 15 岁及以上被调查者平时是不饮或很少饮酒的，经常饮酒的人群占6.1%，农村为6.0%，基本持平于城市地区的6.2%和城乡的6.3%（见表8-10）。

表8-10　2015年调查15岁及以上居民饮酒情况

饮酒状况	整体合计	城市合计	城乡合计	农村合计
不饮或偶尔饮	92.2	90.8	92.3	92.8
每周1~2次	1.7	3.0	1.3	1.3
每周至少3次	6.1	6.2	6.3	6.0

二、饮酒者平均每次饮酒单位

饮酒者（每周饮酒至少1次）平均每次的饮酒单位为3.4，城市为3.6，城乡为3.5，农村为3.2。各地区男性平均每次的饮酒单位均明显高于女性，各地区间的男女平均每次的饮酒单位基本相同（见表8-11）。

表8-11　2015年调查15岁及以上居民饮酒情况

饮酒状况	整体合计	城市合计	城乡合计	农村合计
平均饮酒量	3.4	3.6	3.5	3.2
男性	3.6	4.0	3.6	3.3
女性	1.8	1.8	1.9	1.8

第三节　体育锻炼

一、体育锻炼

1. 体育锻炼的概念

体育锻炼是指每周至少一次主动参加体育训练或比赛（如田径、游泳和球类活动等)，不包括被动的身体锻炼，如由于工作和生活需要坚持诸如骑车、从事体力劳动等。

2. 城乡居民体育锻炼率

调查结果显示：有57.3%的居民主动参加体育锻炼，城市地区达到了79.0%，农村也达到了48.4%，而城乡地区介于农村和城市之间，为56.3%(见表8-12)。

表8-12　调查地区15岁及以上居民锻炼率（%）

调查时间	整体合计	城市合计	城乡合计	农村合计
2015年	57.3	79.0	56.3	48.4

二、锻炼时间和锻炼强度

从参加体育锻炼的强度来看，大多数人进行的是轻度的体育锻炼，比例为67.7%（城市为62.4%，城乡地区为65.7%，农村为73.7%），其次是中度锻炼（30.0%），少量为重度锻炼（2.3%）。锻炼者平均每次锻炼时间约为62.0分钟（城市锻炼者为63.6分钟，城乡锻炼者为67.7分钟，农村锻炼者为55.3分钟）（见表8-13）。

表8-13　2015年调查体育锻炼类型（%）和平均每次锻炼时间（分钟）

锻炼类型及时间	整体合计	城市合计	城乡合计	农村合计
锻炼强度（%）				
轻度	67.7	62.4	65.7	73.7
中度	30.0	35.3	31.8	24.4
重度	2.3	2.3	2.6	1.9
参加锻炼者平均每次锻炼的时间（分钟）	62.0	63.6	67.7	55.3

第四节　健康检查与高血压病防治

一、35 岁及以上人口过去 12 个月内健康体检

1. 健康体检比例

调查地区 35 岁及以上人口中，过去 12 个月内做过健康体检的比例为 73.3%（城市为 80.5%，城乡为 78.5%，农村为 66.4%），城市和城乡地区远高于农村（见表 8-14）。

表 8-14　2015 年调查 35 岁及以上健康体检的比例（%）

性别	整体合计	城市合计	城乡合计	农村合计
合计	73.3	80.5	78.5	66.4
男性	68.8	80.6	72.8	61.0
女性	77.5	80.1	83.5	71.7

2. 健康体检的性别差异

调查地区 35 岁及以上男性健康体检比例为 68.8%（城市 80.6%、城乡 72.8%、农村 61.0%），女性为 77.5%（城市 80.1%、城乡 83.5%、农村 71.7%）。城市地区女性的体检比例与男性基本相同，而城乡和农村地区的女性体检比例明显高于男性。

3. 健康体检的年龄别差异

调查地区 35 岁及以上人口健康体检的比例随着年龄的升高而下降。35～45 岁年龄组健康体检的比例最高，为 79.8%；45～54 岁年龄组健康体检的比例最低，为 73.1%。城市地区 55～64 岁年龄组体检率最低；城乡地区健康体检的比例最低，为 45～54 岁年龄组；农村健康体检的比例最低为 65 岁及以上年龄组（见表 8-15）。

表 8-15　2015 年调查 35 岁及以上年龄别健康体检的比例（%）

年龄组	整体合计	城市合计	城乡合计	农村合计
35~44 岁	79.8	89.2	81.1	69.9
45~54 岁	73.1	77.9	73.9	71.1
55~64 岁	73.8	76.0	82.5	66.4
65 岁及以上	69.4	80.5	76.5	60.0

4. 健康体检的文化程度别差异

随着文化程度的升高，健康体检的比例基本上呈逐渐增加的趋势。没上过学的人健康体检的比例最低，为 51.6%；拥有大学及以上学历的人健康体检的比例达到了 85.0%。不论城市、城乡地区还是农村，健康体检的比例基本上是随着文化程度的提高而增加（见表 8-16）。

表 8-16　2015 年调查 35 岁及以上受教育程度别健康体检的比例（%）

受教育程度	整体合计	城市合计	城乡合计	农村合计
没上过学	51.6	33.3	74.2	41.5
小学	69.0	64.0	73.6	66.5
初中	71.6	74.5	76.5	66.9
高中、技校	76.9	84.0	81.5	69.0
中专	72.7	69.4	71.2	76.4
大专	80.1	83.3	75.7	80.8
大学及以上	85.0	86.3	88.1	80.0

5. 健康体检的收入别差异

健康体检的比例随着收入的增加而增加，中等收入组与低收入组体检率增加幅度较小。最低收入组健康体检率为 68.3%，最高收入组为 79.7%。各地区均有此规律（见表 8-17）。

表 8-17　调查地区 35 岁及以上居民不同收入健康体检率情况（%）

收入组	整体	城市	城乡	农村
	合计	合计	合计	合计
低收入组	68.3	70.7	77.2	61.2
中等收入组	71.4	70.0	77.7	66.5
高收入组	79.7	84.6	81.4	73.3

二、15~49 岁已婚育龄妇女妇科病检查

1. 妇科检查比例的文化程度差异

15~49 岁已婚育龄妇女中，没上过学的人妇科检查的比例最低，为 25.0%。随着文化程度的升高，15~49 岁已婚育龄妇女妇科检查的比例有逐渐升高的趋势，而且城市、农村、城乡均呈现出这一趋势（见表 8-18）。

表 8-18　2015 年调查 15~49 岁已婚育龄妇女受教育程度别妇科病检查的比例（%）

受教育程度	整体合计	城市合计	城乡合计	农村合计
没上过学	25.0	0.0	50.0	0.0
小学	75.0	—	75.0	75.0
初中	73.8	80.0	80.0	67.7
高中、技校	77.0	83.3	95.7	57.7
中专	70.2	57.1	78.9	66.7
大专	78.6	57.7	96.2	83.3
大学及以上	85.1	84.6	84.6	86.7

2. 妇科检查比例的收入别差异

收入增加，妇科检查的比例就增加。最低收入组的妇科检查比例为 66.1%，最高收入组的妇科检查比例为 84.9%，各地区均有此规律。城乡地区妇科检查比例在各收入组均明显高于城市和农村（见表 8-19）。

表 8-19　2015 年调查 15~49 岁已婚育龄妇女收入别妇科病检查的比例（%）

收入组	整体	城市	城乡	农村
	合计	合计	合计	合计
低收入组	66.1	55.6	81.8	51.0
中等收入组	75.8	52.9	84.2	74.1
高收入组	84.9	82.4	93.3	83.3

三、35 岁及以上人口高血压病防治

1. 35 岁及以上人口年内测血压的比例

35 岁及以上人口年内测过血压的比例为 94.5%（城市 97.3%、城乡 91.7%、农村 95.4%）。在各类地区，60 岁及以上人口测血压的比例都高于 60 岁以下人口（见表 8-20）。

表 8-20　2015 年调查 35 岁及以上人口年内测过血压的比例（%）

年龄组	整体合计	城市合计	城乡合计	农村合计
合计	94.5	97.3	91.7	95.4
35~60 岁	92.8	93.2	91.3	93.6
60 岁及以上	95.7	100.0	92.0	96.6

2. 对 35 岁及以上高血压患者的健康指导

3 个月内高血压患者接受了高血压防治健康指导的比例为 27.5%（城市为 37.2%，城乡地区为 30.6%，农村为 21.6%），城市明显高于城乡地区和农村。健康指导的比例依年龄来看，年龄别健康指导率差异不大（见表 8-21）。

表 8-21　2015 年调查 35 岁及以上人口接受高血压防治健康指导的比例（%）

年龄组	整体合计	城市合计	城乡合计	农村合计
合计	27.5	37.2	30.6	21.6
35~60 岁	28.1	38.6	32.5	21.6
60 岁及以上	27.0	36.2	29.4	21.6

第九章　问题分析及政策建议

一、居民医疗卫生服务需要量增加，而需求得到满足的程度明显提高

与2009年相比，2015年顺义区居民两周患病率由23.0%增加到29.0%，慢性病患病率由21.9%增加到65.7%。其中，农村地区的慢性病患病率增加最为显著，增加了46%。这可能与顺义区人口老龄化进程加剧有关。调查显示，顺义区城市和农村60岁及以上人口占总人口的比例分别从2009年的19.3%和19.8%增加到2015年的25.2%和32.3%，超出我国平均水平。在这种人口年龄构成下，顺义区正在经历着快速增加的居民医疗卫生服务需求量，并将长期受其影响和制约。但是，值得注意的是，在居民医疗卫生服务需求量快速增加的情况下，居民的需求却可以得到基本满足。调查显示，顺义区居民两周患病后未治疗的比例已由2009年的6.1%下降到2015年的3.2%；应住院而未住院的比例也由2009年的30.7%下降到0.5%，下降趋势明显。

二、医疗卫生服务可及性有待改善

本研究以居民从家到最近医疗机构的距离和时间来衡量医疗卫生服务的地理可及性。从总体情况上看，医疗机构距离居民居住地的距离多在3千米以内。其中，城市地区医疗服务在距离上的可及性最好，居民居住地距离最近医疗机构在3千米以内的比例超过90%；城乡地区次之。但是调查显示，在农村地区仍然有28.4%的家庭距离最近的医疗机构超过3千米。这说明一部分农村住户的医疗卫生服务在距离上的可及性有待进一步提高，尤其是偏远地区的农

村住户。从时间的角度分析，也可以得到相似结论：82.2%的城市家庭都可以在15分钟内到达附近的医疗机构，城乡地区次之。而仍有超过25%的农村家庭需要花费20分钟以上的时间达到临近的医疗机构，表明少部分偏远地区的农村住户在卫生服务的地理可及性上仍有需求，但还不能得到满足。

此外，从经济学的角度也可以衡量卫生服务的可及性。其中，医疗保障的覆盖程度和居民个人收入水平均为影响卫生服务可及性的重要因素。从各类保险的分布情况来看，城市、城乡和农村均达到了75%以上的社会医疗保险覆盖率，农村地区更是达到了90.2%，由此可以证明顺义区的社会医疗保险体系较为完善。从不同医保类型的构成来看农村和城乡地区均以新农合为主，比例超过了50%；而城市地区的医疗保险以城镇职工和城镇居民保险为主，合计超过了65%。此外，城市地区还有14.9%的居民享有商业医疗保险，提示相比城乡和农村地区，城市地区的医疗保险类型更为多元化，具有较好的稳定性和市场性。

从家庭医药卫生支出来看，城乡地区最高为4117元，城市次之为3733元，农村最低为3598元。虽然三者在绝对数上相差不大，但是考虑到不同地区的收入差异，城乡（44.0%）和农村（35.8%）地区的卫生支出占比远远高于城市地区（13.0%）。同时，农村和城乡地区卫生支出占比超总支出40%和20%的比例也明显高于城市地区，这说明医疗服务费用仍会对农村和城乡地区居民产生较重的经济负担。研究结果也提示，居民收入越低，其医疗费用在总支出中的占比就越高，居民承受的医疗费用负担也就越重。因此，顺义区应从保障弱势群体的角度，制定促进医疗卫生服务公平性的相应政策，适当减轻大病、重病和慢性病患者的经济负担，减少因病返贫、因病致贫的社会影响。

三、亟须提倡健康的生活方式

吸烟是包括肺癌在内的多种呼吸道疾病的潜在致病因素，应从多个角度、全方位地提倡禁止吸烟，以减少吸烟对吸烟者和周围人的影响。虽然北京市已从2015年开始立法禁止室内吸烟，并大力倡导禁烟运动，但是顺义区居民的吸烟问题仍然十分严峻。本研究发现，城乡（30.1%）和农村（27.1%）地区的吸烟率远高于城市地区（18.8%）。其中，城乡地区的男性吸烟率达59.4%，问题最为严重。从年龄组的分布看，虽然顺义区的吸烟人群以中年人居多，但是令人担忧的是，仍分别有36.4%和30.3%的农村和城乡地区15~24岁男性吸烟，并且有84.8%的吸烟者开始吸烟的年龄为15~24岁。这些青少年男性正处于身心发育的关键时刻，吸烟会对其以后的身体健康产生巨大影响；同时，处于这个年龄段的男性极容易受到周边同龄人的影响，容易从众养成不良的生活方式。此外，较高的吸烟率也带来严重的“二手烟”问题，大量人群暴露在由于吸烟产生的多种有害化学物质中，对全人群健康也产生了潜在的威胁。因此，有必要向农村和城乡地区男性开展长期有针对性的健康教育，并采取相应有效的、可行性强的控烟措施。

体育锻炼是保持身体机能，促进身心健康的重要途径。调查结果显示，城市地区有79.0%的居民参加体育锻炼，城乡地区次之（56.3%），农村地区的比例最低（48.4%）。可能的原因是，农村地区的居民多从事农业活动，可以在日常劳作中进行体力劳动，从客观上达到锻炼和运动的目的，而不是刻意开展某项固定的体育锻炼。同时，从锻炼的平均时间长度来看，城市、城乡和农村地区的居民均达到了每天60分钟左右的体育锻炼，提示不同地区之间的体育锻炼水平没有显著差异。

此外，日常的健康体检对于早期发现疾病和控制疾病进一步发展有着极为重要的作用，也是健康生活方式的重要组成部分。调查发现，过去一年顺义地区居民的体检比例为73.3%。其中，城市地区居民体检比例较高，达到了80.5%，而农村居民体检比例较低，仅为66.4%。从性别上看，女性体检的比例高于男性，尤其是在城乡和农村地区。从年龄的构成来看，35~45岁的居民体检比例最高。这部分居民多为中青年，健康意识和自我保护意识较强，并且其中大部分中年人的工作单位也会组织定期体检，是这个年龄段体检率比较高的主要原因。但是，值得注意的是，45~54岁年龄段在城市和城乡地区的体检率都不高。这个年龄段是从中年步入老年的关键时期，很多慢性病的发生开始于这个年龄段。因此要做好这个年龄段的健康体检工作，将有较大的成本效益比，可以有效地改善居民在老年期的身体状态。同时，本调查结果还显示，不论城市还是农村，健康体检的比例都随受教育程度的提高而提高，并随收入的增加而增加。从而提示我们在今后的健康体检相关宣传中，应注意针对特定人群，有的放矢，扩大健康体检的覆盖范围。

随着人口的逐渐老龄化和社会经济的不断发展，高血压等疾病在现代生活中越来越常见。早期进行血压的监测，及早发现高血压相关疾病，对于疾病的预防和后续治疗都有极大的帮助。顺义区35岁以上人口年内测过血压的比例为94.5%。其中，城市和农村地区均超过了95%。但是城市地区近3个月内接受过高血压防治指导的居民比例为37.2%，远高于农村居民的21.6%。这主要是由于城市地区开展相关宣教工作的时间早，支持力度大，而农村的基层卫生保健的可及性和影响力还有待进一步的建设和提高。因此，加强对特定疾病的健康教育，对社会、政府和个人都具有长远意义。

四、妇幼卫生保健体系完善，但仍有改进空间

孕产妇保健是公共卫生服务体系的重要组成部分。通过调查发现，近一年内顺义区做过妇科检查的女性占妇女总人口数的71.0%。其中，城乡地区为80.4%，高于农村（66.2%）和城市（65.2%）地区。而针对孕产期保健的产前检查率已达到100%，提示顺义区孕产妇产前检查体系基本完备，已经实现区域内全覆盖。从产前检查的次数来看，城市地区平均为12.8次，城乡地区为13.1次，农村地区为12.7次，不同地区间无明显差异，且均达到了较高的水平。此外，按照孕产妇管理保健的要求（城市地区8次以上，农村地区5次以上），城市和农村地区的达标率也都达到了99%。这些结果从不同方面提示，顺义区孕产妇保健体系的建设已初见成效，基本可以满足居民需求。

同时，相比于2009年数据，2015年顺义区孕产妇的分娩地点发生明显变化。本次调查显示，所有孕产妇均入院分娩，没有出现孕产妇选择在家、乡镇卫生院或其他地点分娩的情况。其中，城市和城乡地区孕产妇在妇幼保健院分

娩的比例较高。这样的结果一方面得益于政策的引导和宣传，另一方面也因为医院和保健院不断提高孕产妇保健和相关卫生服务的服务质量，外加合理高效的保险政策的制定，多管齐下，才使得顺义区孕产妇保健水平快速、稳定地发展。

在分娩方式和相关费用上，不同地区间存在着较大差异。首先，城乡地区的剖宫产比例为63.3%，远高于城市（57.9%）和农村（38.2%）地区。其中，与2008年相比，农村地区的剖宫产比例显著下降，从2008年的52.5%下降到38.2%，这提示顺义区近几年对农村地区剖宫产的管理起到了显著成效，使剖宫产比例可以控制在合理的安全范围内。同时，各地区的分娩平均费用都较2009年有了较大的上涨。农村地区的总平均费用增加了3700元。但其中，自费部分仅增加了900元，自费增加比例小于总费用增加比例。新农合等医疗保险承担了大部分的分娩费用，有效地减少了农村地区孕产妇家庭由于生产带来的经济负担，同时也有效地促进了如愿分娩，保障了孕产妇的安全生产。

但是，值得注意的是，城市地区和农村地区在自然分娩和剖宫产上存在较大的费用差异。其中，城市地区孕产妇自然分娩和剖宫产的自费金额相差较小，仅约为700元，而农村地区的自费金额相差约6500元。这种费用和报销比例的巨大差异，是农村地区的剖宫产比例远低于城市地区的主要原因，提示医疗保险报销比例的差异对医疗行为有着巨大的指导和影响作用。因此，未来可以进一步调整医保政策，拉大城市地区剖宫产和自然分娩的自费差距，降低非必需剖宫产比例，使其被控制在一个较为正常的水平。

儿童保健是国内外衡量一个国家公共卫生体系建设的一个重要指标。本次调查得出，顺义区5岁以下儿童的体检率为77.4%。其中，城市地区为85.7%，农村地区次之。在所有被调查的儿童中，农村和城市100%的儿童有预防接种证，而城乡地区仅为95.6%，且仍有2.2%的城乡地区被调查对象表示尚不知预防接种证。调查还发现，母乳喂养率和两周患病率也存在城乡地区显著低于城市和农村地区的现象。这些研究结果提示，顺义区的城市和农村地区的儿童保健体系建设较为完善，而城乡地区仍存在明显不足，应针对流动人口和流动人口的子女提供儿童保健服务，并开展相应的健康教育活动。同时，社保、卫计委、教委等多单位应针对流动人口流动性强、生活条件差等客观因素，协同制定符合事际的卫生服务发展计划，提高医疗卫生机构的硬件设备和卫生人员的工作能力，整体提高相应地区的儿童保健水平，使城乡地区成为顺义区下一阶段卫生服务体系建设的突破点。

五、关注城市地区的“空巢老人”

我国已经逐渐进入老龄化社会，老年人占社会人口比重越来越大。养老问题已不单单是家庭问题，它更客观地反映了社会福利水平、社区医疗等公共卫生服务体系的建设程度。本研究对老年人经济来源的调查数据显示，超过一半的老年人经济靠自己和配偶，这种情况尤其以城市老年人居多，城乡和农村地区有仅三成老人经济上依靠子女，而城市的这一比例仅为14%。在生活照料方面，农村地区和城乡地区的老人主要依靠子女，其次为配偶。城市地区超过70%的老人依靠配偶，此外还有14%的老人依靠保姆。造成这种差异的主要原因在于，城乡之间养老模式和家庭观念的差异。城市地区老年人的子女多独立在外工作，很少同父母合居，造成大量“空巢老人”，使得老年人没有办法得到子女们及时、有效的照料。但是在农村和城乡地区，子女与父母远离的情况较少，子女可以及时对父母的身体健康进行照料。因此，不同的居住模式是居民对老年保健服务提供的需求不同。相比于农村地区，城市地区更要加强基层的社会医疗保健，对一些重点老年人实施重点的监测，大力探索和开展医养结合的新模式，鼓励社会养老机构等多种养老方式并存，减轻家庭和社会的负担。在城乡地区，逐渐增加的流动人口老人养老问题也需要一并考虑，尽量减少由于户籍和保险等客观因素而对老年人养老所产生的负面影响，做到老有所养，老有所依。

六、根据慢病疾病谱，重点监测高血压等常见疾病

调查显示，顺义区的慢性患病率为65.7%，相比于2009年21.9%有显著

增长。城市地区相比于农村和城乡地区的患病率稍低。随着生活水平的提高，不规律的生活习惯越来越多。同时，伴随着疾病诊断技术水平的提高，慢性病比过去在更早的疾病周期中被检测了出来。因此，慢性病患病率有了大幅度的增长，尤其在农村地区，医疗卫生水平显著提高，大量新老患者的疾病被诊断出来。从收入的角度来看，高收入人群的患病率为58.6%，低收入人群的患病率为74.1%。在农村地区，这种随着收入的增加，患病率降低的趋势更为明显。人们收入越高，相应的生活水平和医疗资源利用水平也较高。合理的膳食结构和规律的生活作息都是预防高血压的重要因素。因此，应加强针对低收入人群的健康宣传，使广大群众合理作息，坚持常规体检，保持良好的生活状态，积极预防或者早期发现慢性病。针对低收入人群，尤其应注意诊断患病后的随访和医嘱遵循情况，避免由于缺乏相应常识作出错误判断而延误病情。本次调查对该地区的慢病疾病谱有了大致的了解。三个地区的主要慢性病均为循环系统疾病，其次为内分泌系统疾病。就疾病角度来看，高血压排名第一，构成比为41.5%；其次为糖尿病，构成比为14.4%。农村地区的椎间盘疾病和类风湿关节炎较城市更为普遍。因此，相关疾控部门和基层医疗机构可以针对特定高发慢性常见病进行预防和控制的健康宣传，从一级预防转向二级预防、甚至三级预防，建立相关患者的健康档案，长期进行规范管理。疾病和基层保健人员也应做到有的放矢，根据不同地区的不同疾病谱来调整防治策略。

第二部分

顺义区“十三五”前期卫生事业发展研究

第十章　顺义区“十二五”期间社会与人口发展状况

第一节　顺义区概况

顺义区位于北京东北方向，距市区 30 千米，总面积 1021 平方千米，其中平原面积占 95.7%。全区户籍人口 60.1 万，常住人口 100.4 万，下辖 19 个镇、6 个街道办事处、426 个行政村。按照《北京城市总体规划（2004—2020年）》对顺义新城的功能定位，顺义区是北京市东部发展带的重要节点，北京重点发展的新城之一；具有引导发展现代制造业，以及空港物流、会展、国际交往、体育休闲等功能。在 2020 年，顺义区将发展成为现代国际空港、区域产业引擎、绿色宜居新城。

第二节　经济社会发展基本情况

一、国民生产总值和居民人均收入

近年来，顺义区经济发展势头良好，经济总量不断增加，居民生活水平稳步提高。2014 年，顺义区实现国内生产总值（GDP）1339.7 亿元，按不变价计算，比上一年增长 7.3%左右，经济总量位居全市第五，排郊区县首位，也是全市第一个产值过千亿元的郊区县。从 2010—2014 年近五年的发展情况来看，顺义区国内生产总值呈现逐年递增的局面。居民人均可支配收入达到36428元，高于全国（28844元），低于北京市平均水平（43910元）。农村居民人均纯收入达到19629元，高于全国（10489元），低于北京市平均水平（20226元）。居民人均可支配收入和农村居民人均纯收入同比分别增长9.3%和10.9%（见表10-1）。

表10-1　2010—2014年顺义区国内生产总值和居民人均收入情况

指标		2010	2011	2012	2013	2014
国内生产总值（亿元）		867.9	1015.0	1103.2	1240.2	1339.7
居民人均年收入（元）	城镇居民人均可支配收入元	24825	28163	30437	33329	36428
	农村居民人均纯收入元	12898	14314	15960	17703	19629

二、工业发展水平和产业布局

顺义区正逐渐成为北京市工业发展聚集区。2014年，顺义区335家规模以上工业企业累计完成工业总产值2923.9亿元，同比增长3.5%，占全市总数（18059.9亿元）的16.2%。汽车制造业成为引领区域工业快速发展的龙头产业，全区形成了以北京现代、北京汽车两大整车企业为核心，70余家零部件企业为支撑，集整车生产、研发设计、零部件配套、汽车销售、汽车文化、汽车金融于一体的汽车产业链条，是北京市唯一、国内为数不多的“百万辆”汽车产业集聚区。

在“建设绿色国际港、打造航空中心核心区”发展目标的指引下，顺义区加快结构转型进程，推动产业发展向创新创造转型升级，进一步增强经济发展后劲。顺义区先后引进了代表中国航空工业尖端技术的发动机、系统和复合材料三大板块、代表国内地理信息产业最高水平的国家地理信息科技产业园、代表下一代显示核心技术主导权的激光电视项目等战略性新兴产业重大项目。

三、城乡一体化发展

顺义是北京近郊区传统农业大县，自 1998 年撤县设区以来，产业结构不断调整，第二产业和第三产业成为主导，2013 年第二产业和第三产业占地区生产总值构成分别为 45.9%和 52.1%。近年来，顺义区城乡一体化进程不断加速，在产业发展、基础设施建设、公共服务规划等方面注重整体推进。同时，顺义区存在着城镇化发展不平衡等问题。由于历史及地理的原因，顺义以潮白河为界，存在河东和河西两个发展区域。顺义新城规划明确的三个城区之中，已经全面启动建设的中心区和空港区都集中在河西，河东地区作为首都城市发展的备用地尚未全面启动开发建设。

第三节　人口发展状况及趋势

一、顺义区人口发展的总体情况

截至 2014 年，全区常住人口为 100.4 万人。顺义区近年来人口出生率和死亡率均呈上升趋势，自然增长率保持平稳、略有上升状态。

年龄结构：与我国和北京市人口结构变化相一致，人口老龄化是顺义区近年来人口结构变化的一大趋势。到 2014 年，顺义区 60 岁以上人口有 13.1 万，占总人口比例 13.04%；65 岁以上人口有 7.9 万，占总人口比例达到 7.87%。根据联合国标准，顺义区已步入老龄化社会（见图 10-1）。

户籍结构：非户籍人口增长迅速是顺义区人口变化的另一个特点。伴随近年来顺义区经济的持续发展，尤其是第二和第三产业发展，顺义区在加强人口调控的同时，按照“引进区外人口以产业发展需要人员为主”的原则，有计划引入外来人口以促进人口与区域发展相协调。全区常住人口年均增幅保持在 4%左右。

居住结构：目前，顺义区城市化水平已处于高水平，累计整建制拆迁村庄

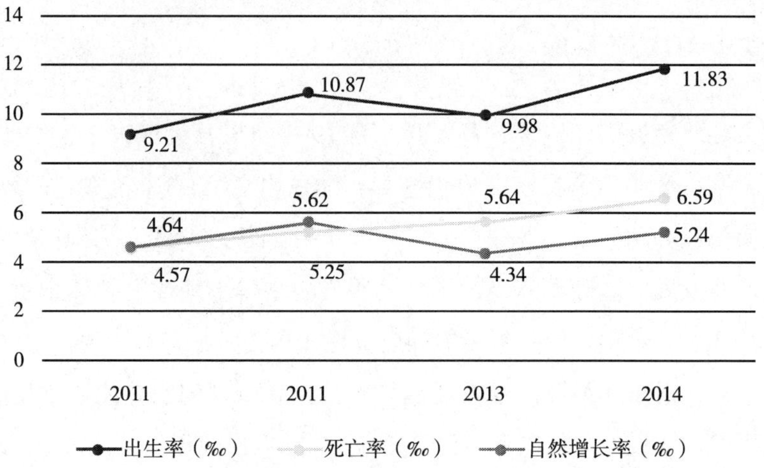

图 10-1　顺义区人口出生率、死亡率和自然增长率变化情况

68 个，9.6 万农民转至城市居住生活，户籍人口城市化率从 2010 年的 50.83% 提高到 57.88%（见表 10-2）。近年来，在促进农民进城的同时，顺义区也不断完善配套城市建设。伴随机场轻轨、京承、京平等一批高速公路和 184 千米城市主干道路建设工程，轨道交通 15 号线顺义段通车，农村地区得到了持续发展，城乡建设统筹推进。这种开发目标使得居民即使生活在农村地区，也可以享受到便利的公共服务设施。

表 10-2　2010—2014 年顺义区人口和城市化情况

指标	2010 年	2011 年	2012 年	2013 年	2014 年
常住人口数（万）*	87.7	91.5	95.3	98.3	100.4
常住外来人口比例（%）*	31.8	34.2	36.2	37.9	38.7
出生率（‰）*	—	9.21	10.87	9.98	11.83
死亡率（‰）*	—	4.57	5.25	5.64	6.59
自然增长率（‰）*	—	4.64	5.62	4.34	5.24
65 岁以上人口占总人口比例（%）#	7.87	7.65	7.56	7.73	7.87
户籍人口城市化率（%）	50.83	53.02	55.10	56.49	57.88

* 数据来源：顺义区统计局《顺义区国民经济和社会发展统计公报》。

数据来源：顺义区统计局。

二、顺义区分乡镇街道人口分布现状及趋势分析

1. 顺义区分乡镇街道人口分布状况

相比于北京的其他区，尤其是与北京的中心城区相比，顺义区的人口规模和人口密度都相对较低。从图 10-2 可以看到，从人口数量的角度来看，顺义区的人口数量相对较少，远不如东城、西城和海淀等区，即使与南边的通州区相比，人口数量仍旧较少。从人口密度来看，顺义区与北京的中心城区相比，密度明显偏低。

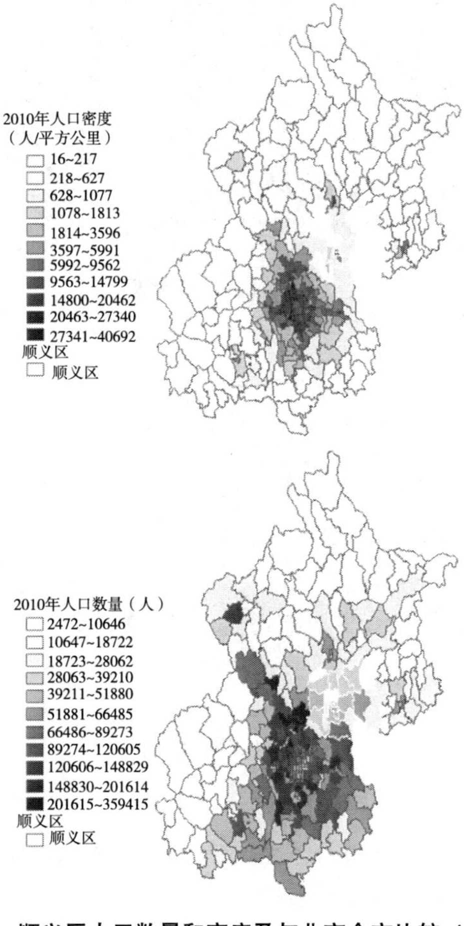

图 10-2　顺义区人口数量和密度及与北京全市比较（2010 年）

数据来源：第六次全国人口普查街道数据。

从人口规模的角度来看，顺义区中心城区的人口规模并不突出，一些乡镇的规模反而比中心城区更加庞大，例如李桥镇和杨镇。然而，由于顺义中心城区各街道的面积都较小，而乡镇的面积较大，因此，若按人口密度来计算，那么顺义中心城区仍旧显得突出。

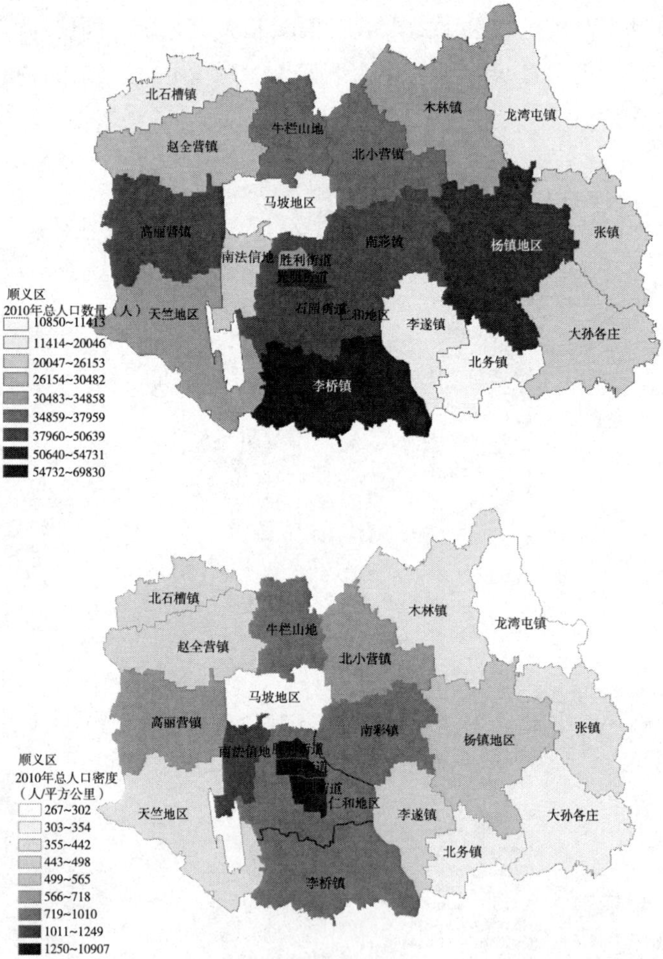

图 10-3　顺义区分乡镇街道人口规模和人口密度图（2010 年）

数据来源：第六次全国人口普查街道数据。

图 10-3 表明，按人口密度来看，顺义的中心城区和西南区域密度较高。

其中，中心城区较为突出，尤其是胜利街道和光明街道，周边的区域仍有相对较高的人口密度，比如空港街道和南法信地区等；而外围区域，诸如龙湾屯镇、大孙各庄和北务镇等，人口密度都相对较低。

从医疗需求的角度来看，两类人群往往都有更高的就医需求，即幼儿和老年人群。众所周知，由于生理规律的作用，幼儿和老年人群更容易患病，因此他们的空间分布对于医疗机构服务提供的空间配置具有更重要的参考价值。

图 10-4 和图 10-5 分别是顺义区 0~4 岁和 0~14 岁人群的分布图。其中，0~4 岁人口以李桥镇和杨镇较为突出；其次是南彩镇、仁和地区办事处和光明街道。0~14岁人群的空间分布除了光明街道和石园街道以外，还以李桥镇和杨镇地区较为突出。

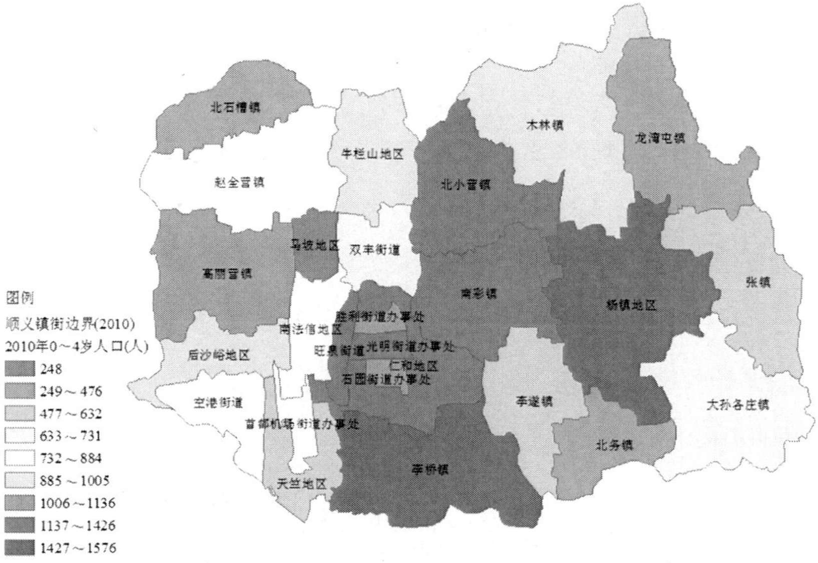

图 10-4　顺义区分乡镇街道 0~4 岁人口（2010 年）

数据来源：第六次全国人口普查街道数据。

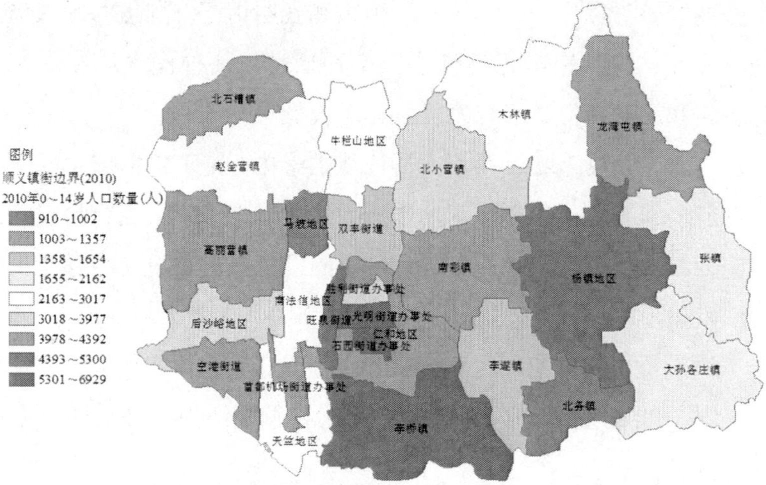

图 10-5　顺义区分乡镇街道 0~14 岁人口（2010 年）

数据来源：第六次全国人口普查街道数据。

从 65 岁以上老年人口的分布来看，顺义区的老年人口以李桥镇、杨镇地区、木林镇和南彩镇较为突出，相比之下，顺义中心城区的老年人口数量并不突出（见图 10-6）。

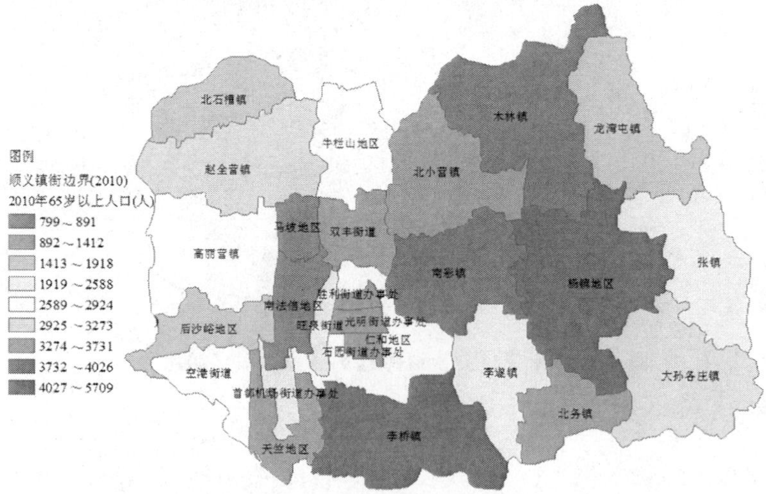

图 10-6　顺义区分乡镇街道 65 岁及以上人口（2010 年）

数据来源：第六次全国人口普查街道数据。

2. 顺义区分乡镇街道人口变动趋势（2010—2015 年）

2010—2015 年，人口的空间分布在顺义区发生了一些变化，突出的变化是中心城区的人口持续减少，而一些外围区域的人口则持续增加。

从图 10-7 可见，人口数量最多的是李桥镇，其次是杨镇和仁和地区办事处。城区的胜利街道、光明街道、石园街道和旺泉街道的人口数量已经明显低于其外围的仁和地区办事处。

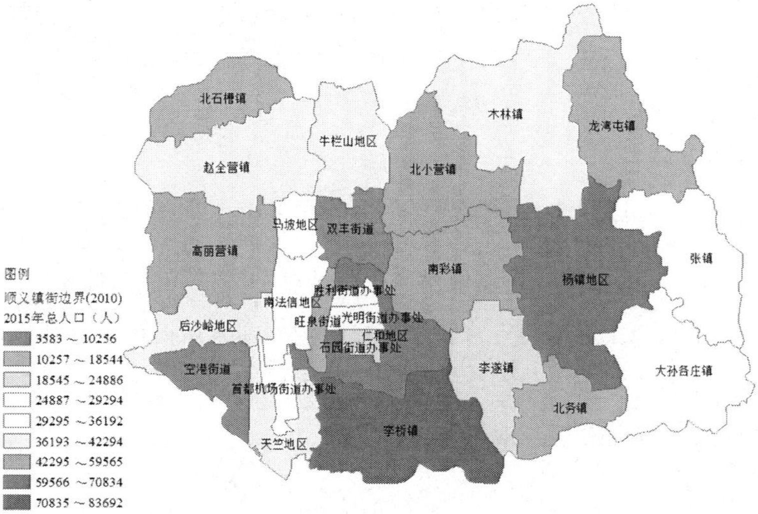

图 10-7　2015 年顺义区常住人口分布

从图 10-8 可以看出，顺义中心城区人口数量显著减少，而它们外围的仁和地区办事处的人口数量则显著增加。此外，马坡地区办事处和南法信地区的人口数量也有较大增长。在稍远的区域，赵全营镇和南彩镇人口数量增长最多，木林镇和大孙各庄镇人口数量也都有较大幅度的增加。

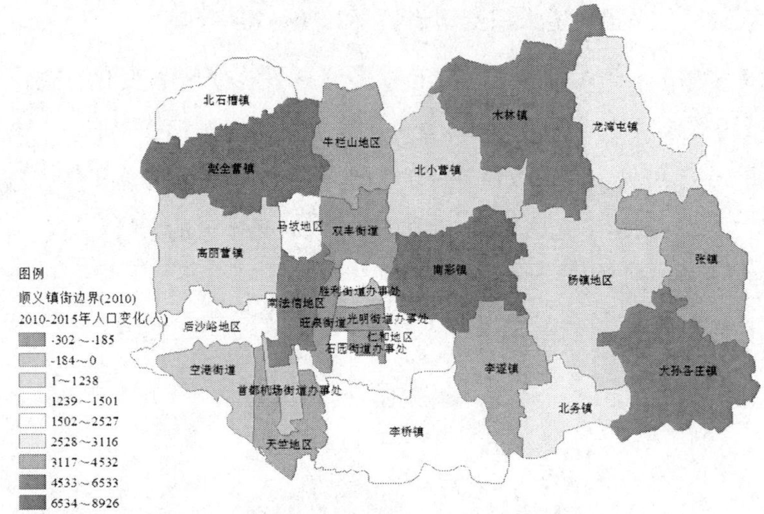

图 10-8　顺义区常住人口变化（2010—2015 年）

从图 10-9 可以看到，顺义区中心城区的胜利街道、旺泉街道、光明街道和双丰街道的人口密度显著下降，而紧挨着的外围区域人口密度则显著增加，尤其是马坡地区办事处人口密度增加最多。最外围区域，尤其是东部的外围区域，人口密度的增加幅度相对较少。

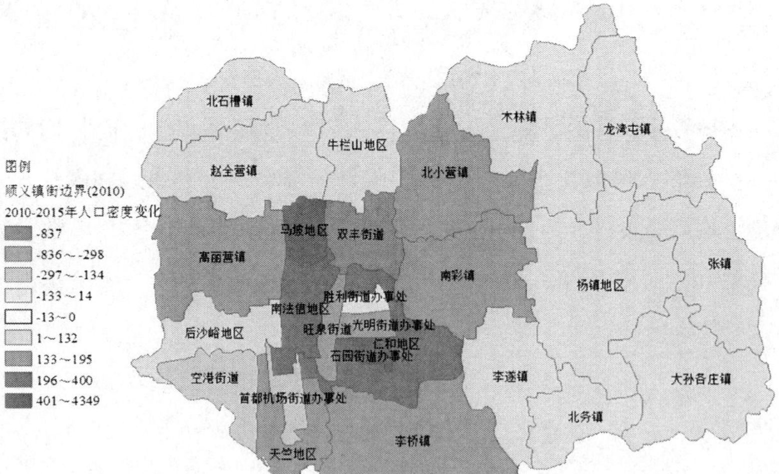

图 10-9　顺义区人口密度变化（2010—2015 年）

图 10-10 和图 10-11 分别反映了顺义区户籍人口和流动人口的状况。其中，顺义区的户籍人口以杨镇地区和仁和地区最多，其次是李桥镇、南彩镇、北小营镇和木林镇。相比之下，中心城区街道户籍人口并不突出。顺义区的流动人口以李桥镇最多，其次是高丽营镇和仁和地区办事处。同样，顺义中心城区的流动人口也不突出。

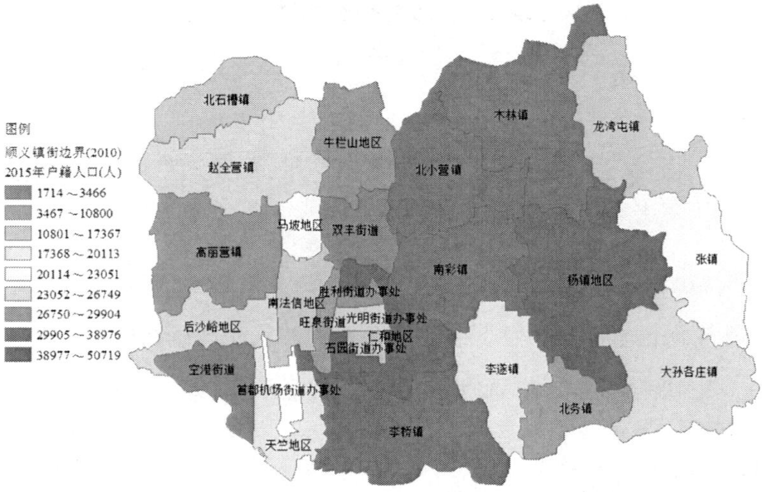

图 10-10　顺义区户籍人口分布（2015 年）

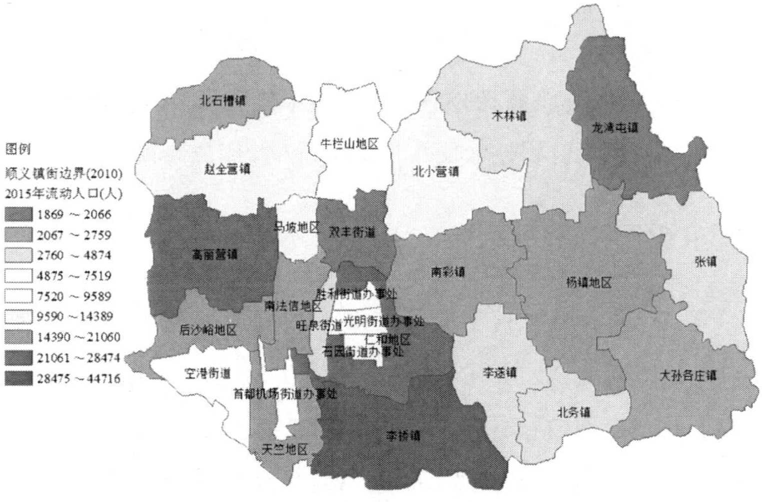

图 10-11　顺义区流动人口分布（2015 年）

第十一章　顺义区“十二五”期间卫生事业发展基本情况

第一节　顺义区“十二五”规划主要目标的实现情况

按照《顺义区“十二五”时期卫生事业发展规划》，在“十二五”期间共设定了卫生资源配置指标、社区卫生服务指标和居民健康指标三大方面和十个具体指标。在顺义区区委和区政府的领导下，各项指标均有明显提升。

一、卫生资源配置指标

2014年，顺义区每千人口床位数为2.77张（目标3.8张），每千人口执业（助理）医师数为3.07人（目标2.5人），每千人口护士数为2.24人（目标2.4人）。尽管近五年来顺义区卫生资源有了较大发展，但由于人口增长等原因，人均卫生资源没有明显增长，尤其是千人口床位数较低。

二、社区卫生服务指标

目前，顺义区共运行社区卫生服务中心25个，社区卫生服务站139个，村卫生室181个，覆盖全区所有街道和村（居）委会，覆盖率达到100%。社区卫生服务机构已全部纳入国家基本药物制度实施范围，实行网上采购、统一配送、零差率销售，覆盖率达到100%，规划目标已经完成。2014年，高血压、糖尿病规范管理率分别为78%和81%。

三、居民健康水平指标

在居民健康水平方面，顺义区基本达到了预定目标。截止 2014 年，全区孕产妇死亡率为 12.09/10 万（目标是低于 12/10 万）；婴儿死亡率为 2.42‰（目标是低于 4‰）；人均期望寿命达到 79.72 岁（目标是 80.5 岁），虽未达到目标，但比 2010 年增加了 1.33 岁，已经非常接近于目标（见表 11-1）。

表 11-1　2010—2014 年顺义区居民健康状况核心指标

指标	2010 年	2011 年	2012 年	2013 年	2014 年
孕产妇死亡率（1/10 万）	24.91	0	13.37	0	12.09
婴儿死亡率（‰）	3.46	3.05	2.14	1.83	2.42
5 岁以下儿童死亡率（‰）	5.19	4.3	2.41	3.04	3.02
人均期望寿命（岁）	78.4	78.68	78.93	78.6	79.72

第二节　居民健康状况的其他指标情况

一、传染病发病状况

顺义区传染病报告发病情况基本平稳，2010—2014 年，无甲类传染病报告，传染病死亡率和病死率均有所下降。2014 年，乙类传染病报告 13 种 918 例，报告发病率为 99.42/10 万，发病率同比 2013 年下降 15.17%，发病数居前三位的病种依次为肺结核、痢疾和梅毒；丙类传染病报告 6 种 4560 例，报告发病率为 493.85/10 万，同比 2013 年下降 13.73%，发病数居前三位的病种依次为其他感染性腹泻、手足口病和流行性腮腺炎（见表 11-2、表 11-3、表 11-4、表 11-5）。

表 11-2　2010—2014 年顺义区区法定传染病发病率和死亡率变化情况（甲乙丙类）

指标	2010 年	2011 年	2012 年	2013 年	2014 年
发病人数	6208	7425	6341	5478	7625
死亡人数	16	18	12	4	11
发病率（1/10 万）	720. 60	846. 64	704. 41	593. 26	807. 44
死亡率（1/10 万）	1. 85	2. 05	1. 33	0. 43	1. 16
病死率（%）	0. 26	0. 24	0. 19	0. 07	0. 14

表 11-3　2010—2014 年顺义区区法定传染病发病率和死亡率变化情况（甲乙类）

指标	2010 年	2011 年	2012 年	2013 年	2014 年
发病人数	1621	1414	1055	918	1005
死亡人数	13	18	12	4	11
发病率（1/10 万）	188. 16	161. 23	117. 20	99. 42	106. 42
死亡率（1/10 万）	1. 51	2. 05	1. 33	0. 43	1. 16
病死率（%）	0. 80	1. 27	1. 14	0. 44	1. 09

注：2010—2014 年顺义区无甲类传染病报告，表中数字仅指乙类传染病。

表 11-4　顺义区疾控中心统计传染病谱排序情况（甲乙丙类）

序位	2010 年		2014 年	
	疾病名称	人数	疾病名称	人数
1	手足口病	2246	手足口病	2895
2	其他感染性腹泻病	1937	其他感染性腹泻病	2810
3	痢疾	738	流行性感冒	745
4	肺结核	318	肺结核	252
5	风疹	256	梅毒	172
6	肝炎	197	痢疾	162
7	流行性腮腺炎	141	麻疹	143
8	麻疹	122	流行性腮腺炎	131

续表

序位	2010 年		2014 年	
	疾病名称	人数	疾病名称	人数
9	梅毒	117	肝炎	99
10	猩红热	66	猩红热	84

表 11-5 顺义区疾控中心统计传染病谱排序情况（甲乙类）

序位	2010 年		2014 年	
	疾病名称	人数	疾病名称	人数
1	痢疾	738	肺结核	252
2	肺结核	318	痢疾	162
3	肝炎	197	梅毒	172
4	麻疹	122	肝炎	99
5	梅毒	117	猩红热	84
6	猩红热	66	淋病	48
7	淋病	50	麻疹	143
8	甲型 H1N1 流感	5	艾滋病	19
9	布病	4	布病	16
10	出血热	1	百日咳	7

注：2010—2014 年顺义区无甲类传染病报告，表中数字仅指乙类传染病。

二、慢性病发病状况

慢性非传染性疾病已经逐渐成为顺义区影响居民健康的主要疾病负担。统计数据显示，与 2010 年相比，2014 年疾病死因谱前五位均是慢性非传染性疾病：脑血管病、心脏病、恶性肿瘤、呼吸系统疾病、损伤和中毒，各项慢性病病死人数有所上升（见表 11-6）。

表 11-6　顺义区疾病死因谱排序表

序位	2010 年		2014 年	
	疾病名称	人数	疾病名称	人数
1	脑血管病	1386	脑血管病	1135
2	心脏病	1115	心脏病	1133
3	恶性肿瘤	803	恶性肿瘤	856
4	呼吸系统疾病	219	呼吸系统疾病	222
5	损伤和中毒	193	损伤和中毒	190

注：数据来源于 2010 年、2014 年顺义区死因监测年报。

三、其他重要的影响本区居民健康的疾病

近年来，顺义区全面落实碘缺乏病和饮水型地方性氟中毒病区各项防治措施，维持巩固碘缺乏病消除成果，饮水型地方性氟中毒病区改水工程正常运转率 100%，饮水氟含量达到《国家生活饮用水卫生标准》，当地出生居住的 8～12 周岁儿童氟斑牙患病率≤30%。

此外，精神疾病问题出现上升趋势。2014 年全区有在档重性精神病人 3864 人。其中，精神分裂症 1797 人，癫痫所致精神障碍 92 人，持久的妄想性障碍 13 人，分裂情感障碍 15 人，精神发育迟滞伴发精神障碍 57 人，双相情感障碍 206 人，其他重性精神病人 1684 人。

第三节　“十二五”期间主要工作任务推进情况

2014 年，顺义区制定并以区政府名义印发《顺义区医疗卫生服务水平提升三年行动计划（2014—2016 年）》。三年行动计划明确了 60 项重点任务，在编制管理、人才引进、政府购买卫生服务、医联体建设等重点领域都给予了强有力的政策支持，并安排 15 亿元专项资金予以保障。目前，60 项重点任务

实际启动55项，启动率达91.66%，社会效益初步显现。

一、健全医疗服务体系，合理规划医疗机构布局

1. 医疗资源总量增加和质量优化，满足居民卫生服务需求

“十二五”期间顺义区通过改扩建医院和引入外部资源，实现医疗资源总量增加。顺义区医院成为三级医院，通过制定区域医疗中心修建性详细规划、改扩建重症监护病房、改革临床科室管理模式与人事绩效分配体系、分步实施重点专科建设，进一步提升了区域医疗中心综合服务水平。顺义区中医医院和妇幼保健院扩建计划在“十二五”期间进展顺利，顺义区中医医院通过了国家中医药管理局三级医院等级评审，成为顺义区首个通过三甲评审的区属医院，彻底结束了辖区内没有三甲医院的历史。北京友谊医院顺义院区建设项目已获得北京市卫生局设置许可，选址后沙峪地区，床位规模1000张，其中儿科床位200张。北京地坛医院顺义院区已实现开诊。

2. 医疗资源布局调整初显形态，医疗服务体系健全完

顺义区“十二五”期间逐步完成对医疗资源整合和调整，稳步实施医疗资源布局规划，与顺义新城规划“一港、两河、三区、四镇”空间布局相一致（见图11-1）。在中心城区，以顺义区医院和妇幼保健院为核心的区域医疗中心功能增强；在空港新城，友谊医院落地河西形成新的高端医疗中心；北部地区，中医院北迁实现了医疗资源的北部组团，满足了北部居民的医疗需求；东部地区，地坛医院顺义院区将有效弥补河东地区医疗资源的不足。此外，凤凰医疗集团托管区第二医院和空港医院，分列河东和河西两翼，成为对公立医疗机构的有益补充。通过布局优化调整，顺义区已经形成了三级—二级——一级医疗机构联动网络，区域医疗中心、中医服务体系、妇幼服务体系、老年康复体系、基层医疗服务体系、精防体系相互配合，不断健全完善。

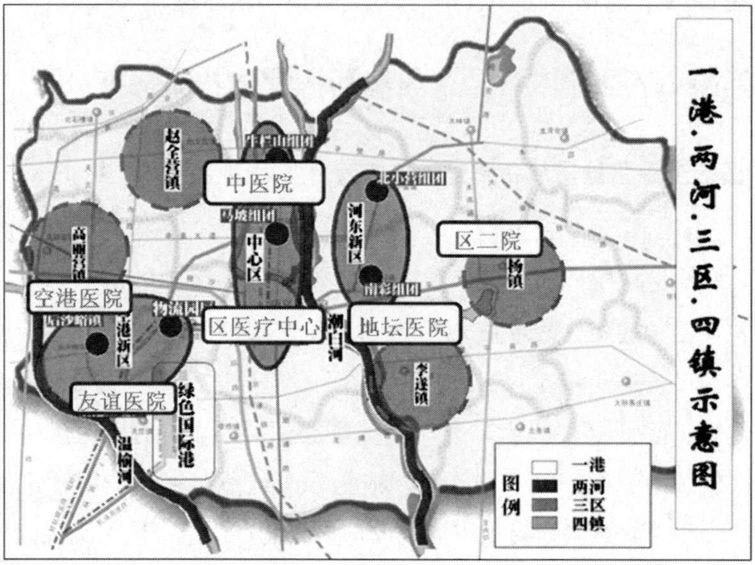

图 11-1　顺义新城“一港、两河、三区、四镇”空间布局

3. 推动优质医疗资源引进，实现医疗服务软实力提升

“十二五”期间，顺义区完成了从没有三级医院到目前拥有三所三级医院的质的飞跃。顺义区中医院被北京中医医院托管，成为北京市试点公立医院托管改革后被托管的首家医院，并升级为三级甲等医院。2015 年，顺义区妇幼保健院被北京市儿童医院正式托管，完成了框架协议签约和揭牌。以重症监护、手外科、乳腺外科、风湿、肿瘤、康复等为代表的重点科室和优势学科技术水平不断提升，位列全市各区前列。

4. 夯实基层卫生服务网点建设，完善基层网底服务

“十二五”期间，顺义区重点进行对处于空白或薄弱地区的基层卫生服务机构布点建设。在城区原有 1 家社区卫生服务中心基础上增设了 3 家社区卫生服务中心；同时在农村地区整合社区卫生服务站和村卫生室，采用乡村医生入驻社区卫生服务站的方式，实现村级医疗机构全覆盖。目前，顺义区社区卫生服务已覆盖全区所有街道和村（居）委会，居民出行 15 分钟即可到达社区卫

生服务机构。社区卫生服务中心基础设施建设得到投入，基层社区卫生服务环境进一步得到提升。“十二五”期间，中医在基层卫生服务中发挥的作用和诊疗能力得到提升，25家社区卫生服务中心全部设有中医科，村级医疗机构也全都提供中医药服务。全区25个镇卫生院全部设有中医科，中医科的门诊量基本是各院门诊量的前三位。老百姓普通反映“信任中医，爱看中医”。

5. 鼓励社会资本办医，增加医疗资源总量

“十二五”期间，顺义区民营医疗机构提高竞争能力和服务水平，成为公立医疗机构的有益补充。“十二五”期间，顺义区批准设置北京世源国泰医院，并指导北京京顺医院开设中医堂；增加了首儿李桥儿童医院编制床位数，以加强辖区内儿童专科疾病的诊疗救治能力。此外，马春林皮肤病医院和陆道培血液病医院等三级专科医院设置审批有序推进。

二、加强公共卫生保障能力，全面提高居民健康水平

1. 加强疾病预防控制体系建设，疾控工作扎实推进

通过建立健全传染病监测网络，做好重点人群的传染病管理，扎实开展各项传染病防控工作。2010—2014年，全区无甲类传染病报告，法定传染病的发病率、死亡率和病死率均有所下降。采取疫苗冷链管理通过加强免疫宣传、规范化门诊建设、疫苗冷链管理信息化等手段，进一步提高全人群的免疫接种水平，维持高水平的免疫接种率，使免疫相关传染病得到有效控制。以慢性病防控示范区的创建为契机，进一步加强脑卒中、高血压和糖尿病三大慢病的筛查和管理工作。

2. 开展基本及重大公共卫生服务项目，实现公共卫生服务均等化

全区0~6岁儿童保健覆盖率达到97.78%，孕产妇系统管理率达到96.17%，均达到“十二五”规划指标要求。为辖区内适龄妇女免费开展宫颈癌和乳腺癌筛查。落实农村居民健康体检，规范管理慢性病患者。强化健康宣教，利用电视、广播等大众媒体传播健康知识，深入社区、机关、学校开展健

康大课堂，举办大型家庭健康知识与技能竞赛，全民健康知识知晓率、健康行为形成率均达到 89%。

3. 建设精神卫生工作体系，实现预防与管理相结合

顺义区按照 1∶20000 标准配置精防医生，专兼职精防医生已达到 44 名，各镇卫生院均配置了 1 名以上的专兼职社区精防医生。加大对社区精防人员的培训力度，利用下乡督导检查对各镇卫生院逐一进行业务指导。积极开展心理健康进社区的活动。及时发现有危险行为的患者，给予相应处置或转诊，并进行紧急处理，“十二五”以来顺义区无发生精神病人肇事肇祸事件。

4. 完善卫生应急工作体系，提升部门联动能力

2013 年，顺义区顺利通过评审，成为北京市和国家卫生应急综合示范区，全区卫生应急管理能力和应急能力进一步提升，应急体系健全，物资管理充足。

5. 强化爱国卫生工作，改善居民生活环境

顺义区顺利通过国家卫生区复审，创新实行了责任部门联合执法、每日巡查督查、问题台账日报和销账制度，工作成果得到了专家的肯定。通过与属地政府及水务局等相关部门的沟通联系，开展对二次供水和农村自备井管水人员的业务培训，提高农村生活饮用水安全管理水平。推进改水项目，整体上提高了项目村村民的饮水卫生质量。

三、强化卫生人才队伍建设，优化学科结构

“十二五”期间，尤其是在《顺义区医疗卫生服务水平提升三年行动计划（2014—2016 年）》实施以来，顺义区通过实施卫生人才“三个一批”工程，着力解决医护人员数量不够和水平不高的问题。第一，积极引进高层次人才，启动实施外聘三甲医院专家“百人工程”。全区共有 227 名外聘三甲医院副高职称以上专家入区提供服务支持，平均每月达到约 780 人次。第二，培养和选送骨干人才，外送业务骨干到三甲医院参加专项培训；输送毕业生到市级基地

参加住院医师规范化培训；选送基层业务骨干参加市级专业培训、市级全科医师骨干培训、市级基层中医适宜技术培训等。第三，积极落实医师“多点”执业工作，鼓励大医院医生到社区卫生机构“多点”执业。

四、健全新农合医保制度，落实惠民利民政策

顺义区初步建成了较为健全的新农合医保制度，新农合政策在减轻农村居民就医负担、缓解因病致贫返贫的保障作用稳步增强。2014 年，顺义全区参合总人数共 26.84 万人，参合率达 99.9%，实现了农村居民医疗保障的全覆盖。人年筹资标准拟从 680 元提高到 1000 元。筹集资金总额 2.68 亿元，其中政府投入比例达到 90%。大病保险补偿工作得到有效落实。新增 11 家门诊实时结算试点医院。充分发挥保险公司精细化管理的专业优势，引入商业保险参与新农合经办，与保险公司签订了“共保联办”合作协议。

五、落实基本药物制度，推动药品供应保障体系建设

“十二五”期间，顺义区将基本药物制度落实情况作为重点指标进行监管和考核，确保顺利采购、及时配送、平稳销售、按时结算。每年定期召开配送企业和使用单位的座谈会，沟通解决存在问题，确保居民用药及时、安全和有效。

六、加快区域医疗卫生信息平台建设，实现信息互通互联

目前，顺义区已经完成了卫生信息平台一期建设，初步实现了卫生计生委所属医疗机构之间健康档案、病历、医学影像、化验等信息的共享；初步完成区域内远程医学影像诊断会诊系统和临床医学检验中心建设。同时，为所有一级医疗机构统一建设部署医院电子病历系统、医院医学影像系统和医院临床检验系统等，提高了基层医院信息化应用水平，方便了患者就医。覆盖顺义区全区的“智慧卫生云”建设正在布置过程中。

第十二章　顺义区医疗卫生事业发展现状

第一节　卫生资源总体状况及其发展趋势

一、近五年卫生财政支出

近五年来，顺义区政府卫生投入呈现稳中有升的总体趋势。在地方财政总支出中，医疗卫生支出从2010年的7.9155亿元，增长到2014年的14.4619亿元，增长接近一倍。医疗卫生支出占财政支出的比例逐年提高，从2010年的8.31%，增长到2014年的11.62%，见图12-1。同时，除了2011年，其余各年份医疗卫生支出增长比例均高于地方政府公共财政预算支出增长比例。这表明了顺义区非常重视医疗卫生事业的发展，对医疗卫生投入一直保持着稳定的态势（见表12-1、图12-2）。

表12-1　顺义区级财政医疗卫生支出及占财政支出比例变化趋势

项目	2010年	2011年	2012年	2013年	2014年
区级财政医疗卫生支出总额（万元）	79155	92547	98051	122093	144619
政府医疗卫生支出占财政支出的比例（%）	8.31	8.4	8.85	9.93	11.62

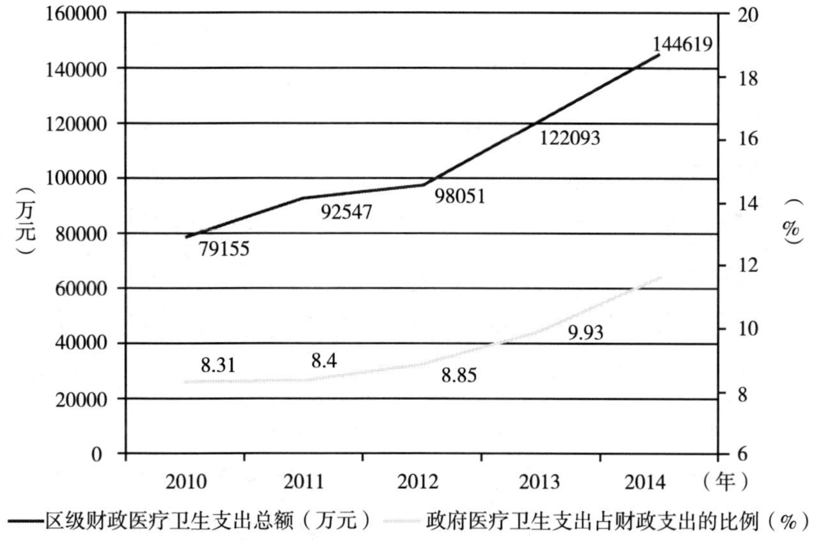

图 12-1　2010—2014 年顺义区医疗卫生支出和占财政支出比例

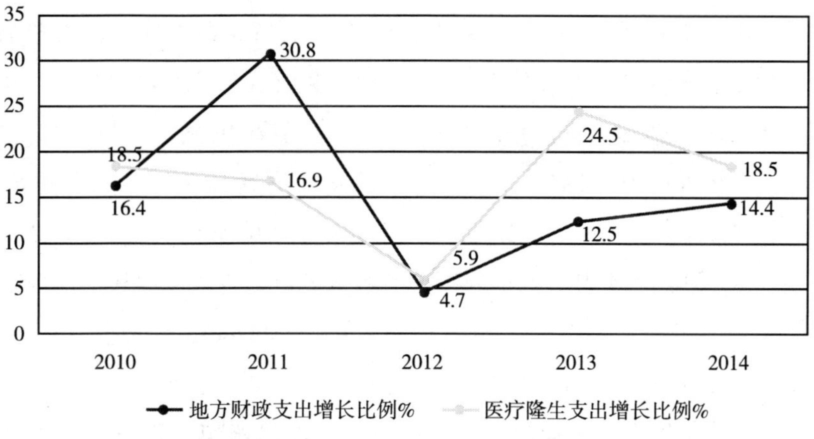

图 12-2　2010—2014 年顺义区地方财政支出与医疗支出增长比例

二、医疗资源的规模及水平

截至 2014 年年底，顺义区全区医疗机构共计 639 家，其中营利性医疗机构 244 家，非营利性医疗机构 395 家。医疗机构实有床位 2783 张。执业（助理）医师共计3078人，注册护士2206人。

顺义区卫生资源总量逐年提高。从总数来看，二级以上医院变动不大，数量相对稳定，目前有二级医院3所（其中，2015年顺义区医院升级为三级医院），妇幼保健院1所，社区卫生服务中心（含卫生院）25个。诊所、卫生所、医务室的数量在五年间也有了大量的增加，从2010年的72个增长到了2014年的139个，增长近一倍。

顺义区辖区内的卫生机构人员总数和每千人卫生技术人员数呈现逐年增长的趋势，从2010年的4668人增加到了2014年的6381人。其中，执业（助理）医师数和护士数量都有较大幅度的上升，而乡村医生和卫生员的数量则有所下降。每千人执业（助理）医师人数近五年来有所上升，从2010年的2.78人提高到2014年3.07人；每千人口护士人数也略有增长，从2010年的1.71人增长到2014年的2.20人（见表12-2）。

顺义区医疗机构床位数在2010—2014年五年间逐年增加，从2010年的2649张增长到2014年2783张。截止2014年，区级医院的床位数占全部床位的53.25%，乡镇卫生院占17.79%，妇幼保健院床位数维持在272张。在医院实有床位数中，综合医院和专科医院占绝大多数比例，分别是41.7%和45.3%，而中医院床位数占13.0%；公立医院床位数占绝对主导地位（88.9%），而社会办医疗机构床位数仅占11.1%（见表12-3）。虽然床位总数在增加，但是随着常住人口数量的增长，每千人口平均床位数却不增反降，从2010年的3.02张下降到2014年的2.77张（见表12-4）。

纵观近五年顺义区医疗卫生资源发展状况，可见，虽然医疗卫生机构规模和水平都有了较大发展，但人均医疗资源水平却仍然相对较低。按照《北京市“十二五”时期卫生发展改革规划》要求，到“十二五”规划期末每千人口执业（助理）医师数为4人（预期性指标）、每千人口编制床位数为5张（约束性指标），顺义区尚未达到北京市标准水平。

表 12-2　2010—2014 年顺义区医疗资源配置情况*

指标名称	单位	2010 年	2011 年	2012 年	2013 年	2014 年
1. 辖区内医疗卫生机构总数	个	401	425	527	571	639
其中：二级医院	个	3	3	3	3	3
妇幼保健院	个	1	1	1	1	1
社区卫生服务中心（含卫生院）	个	25	25	25	25	25
社区卫生服务站	个	72	82	133	137	139
门诊部	个	8	9	14	16	19
诊所、卫生所、医务室	个	110	124	165	201	260
村卫生室	个	141	172	177	178	181
其他机构	个	3	3	3	3	3
2. 辖区内医疗卫生机构人员数	人	6293	6695	7157	7604	8375
其中：卫生技术人员数	人	4668	5109	5542	5867	6381
其中：执业（助理）医师	人	2439	2555	2750	3045	3078
注册护士	人	1500	1718	1778	2003	2206
药师（士）	人	295	316	359	377	412
技师（士）	人	242	266	312	279	320
其他技术人员	人	256	301	272	370	344
管理人员	人	448	345	345	302	317
工勤技能人员	人	511	530	588	655	1016
乡村医生和卫生员数	人	410	410	410	410	317
3. 辖区内医疗卫生机构床位数	张	2649	2752	2702	2770	2783
其中：医院	张	1304	1463	1489	1474	1482
基层医疗卫生机构	张	1345	1289	1213	1296	1301
其中：社区卫生服务中心	张	559	503	480	503	495
乡镇卫生院	张	559	503	480	503	495
其他	张	786	786	733	793	806
专业公共卫生机构	张	0	0	0	0	0

续表

指标名称	单位	2010年	2011年	2012年	2013年	2014年
其中：专科疾病防治站	张	0	0	0	0	0
妇幼保健院	张	260	272	272	272	272

* 数据来源：顺义区卫计委。

表12-3　顺义区2014年医院实有床位数分布状况*

医院类别	占比（%）	医院类别	占比（%）
综合医院	41.7	公立医院	88.9
中医医院	13.0	社会办医院	11.1
专科医院	45.3	—	—
总计	100.0	总计	100.0

* 数据来源：顺义区卫生统计报表（2014年）。

表12-4　2010—2014年主要卫生资源变化情况（按常住人口计算*）

年份	床位数（张）		执业（助理）医师数（人）		护士数（人）	
	总量	千人均	总量	千人均	总量	千人均
2010年	2649	3.02	2439	2.78	1500	1.71
2011年	2752	3.01	2555	2.79	1718	1.88
2012年	2702	2.84	2750	2.89	1778	1.87
2013年	2770	2.82	3045	3.10	2003	2.04
2014年	2783	2.77	3078	3.07	2206	2.20

* 人口数据来源于《顺义区国民经济和社会发展统计公报》。

第二节 医疗服务提供数量、效率和费用分析

一、医疗服务提供数量

2014 年，顺义区全区医疗机构提供门、急诊总人次数为 778.7 万人次，出院总人数为 6.07 万人次。门诊、急诊服务量在五年间大幅上升，增长率达到 34.38%。其中，区级医院服务量占门、急诊总人次数接近一半，而且该比例在五年间呈上升趋势。而社区卫生服务中心和乡镇卫生院的服务量在五年间也有增长，但增幅明显落后于医院，占门诊、急诊总人次数的比例不升反降（见表 12-5）。

出院总人次数在五年间逐步上升，2014 年相比于 2010 年增长 18%。住院服务量仍然主要集中在区级医院，基层医疗机构的服务量所占比例较少。

表 12-5 顺义区医疗服务提供情况

指标名称	2010 年	占比（%）	2014 年	占比（%）	增长率（%）
1. 门、急诊总人次数	5794700	—	7787000	—	34.38
区级医院	2370500	40.91	3996000	51.32	68.57
乡镇卫生院	2040600	35.21	2179900	27.99	6.83
社区卫生服务中心	1349150	23.28	1586450	20.37	17.59
村卫生室	34450	0.59	24650	0.32	-28.45
2. 出院总人次数	51400	—	60700	—	18.09
区级医院	45300	88.13	53500	88.14	18.10
社区卫生服务中心	2100	4.09	800	1.32	-61.90

二、医院服务效率

在过去五年间，顺义区医疗服务效率略有提升，平均住院日从 10.6 天缩

短至8.6天，比北京市平均住院日天数短。实有床位数使用率保持稳定，高于北京市平均水平。医师人均每日负担诊疗人次数从10.1上升至12.6，也高于北京市平均水平。医师人均每日负担住院床日数在五年间略有下降，比北京市平均水平略低（见表12-6）。

表12-6　顺义区及北京市医院服务效率

主要指标	顺义区		北京市	
	2010年	2014年	2010年	2014年
平均住院日（天）	10.6	8.6	13.2	10.3
实有床位使用率（%）	85.9	84.5	84.5	83.0
医师人均每日负担诊疗人次数（人）	10.1	12.6	8.9	10.9
医师人均每日负担住院床日（天）	1.6	1.5	1.7	1.6

从分类型医院数据来看，顺义区高级别医院比低级别医院的服务效率高，综合医院与专科医院、中医医院的服务效率差别不大。与全市总体相比较，顺义区一级医院的床位使用率、医师人均工作量偏低；但二级医院和中医医院的床位使用率高于全市水平；中医医院的平均住院日相比全市水平也要明显偏短（见表12-7）。

表12-7　2014年顺义区和北京市各类别医院服务效率

医院类别	平均住院日（天）		实有床位使用率（%）		医师人均每日负担诊疗人次数（人）		医师人均每日负担住院床日（日）	
	顺义	全市	顺义	全市	顺义	全市	顺义	全市
三级医院	8.8	9.8	91.0	94.3	13.0	12.5	1.2	1.7
二级医院	10.2	12.4	83.1	77.7	13.0	10.0	1.0	1.4
一级医院	7.5	11.6	28.0	50.4	5.2	9.6	0.3	0.6
未评级	8.2	—	66.4	—	16.5	—	0.8	—
综合医院	9.0	10.1	83.0	83.8	11.3	—	0.9	—

续表

医院类别	平均住院日（天）		实有床位使用率（%）		医师人均每日负担诊疗人次数（人）		医师人均每日负担住院床日（日）	
	顺义	全市	顺义	全市	顺义	全市	顺义	全市
专科医院	6.6	8.4	84.9	88.9	11.5	—	2.4	—
中医医院	10.5	14.7	87.7	73.7	12.6	—	0.9	—

三、医疗费用

总体而言，顺义区医疗费用较北京市平均医疗费用水平要低，尤其是医院门诊和住院费用仅为北京市的70%和65%。从药费所占比例来看，基层卫生服务机构比大医院的药费占比明显偏高；与全市水平相比，顺义区门诊患者的药费占比与北京市接近或偏低，顺义区住院患者费用比北京市住院患者费用高（见表12-8）。

表12-8　2014年顺义区和北京市医疗机构患者次均费用

机构类别	指标名称	顺义区	北京市
医院	门诊患者（元）	293.6	418.6
	其中药费占（%）	59.6	59.9
	住院患者（元）	12145.2	18616.2
	其中药费占（%）	38.2	29.6
基层卫生服务机构	门诊患者（元）	153.8	174.4
	其中药费占（%）	76.9	86.9
	住院患者（元）	4206.8	6106.4
	其中药费占（%）	69.4	43.1

第三节　专科卫生资源情况

顺义区目前尚没有护理院和口腔专科医院，除此之外，其他专科医院发展情况如下。

一、中医科

目前，顺义区共有中医类医疗机构 52 所，包括中医综合医院 2 所（区中医院和杏园金方国医医院），中医门诊部 2 家，中医诊所 48 家。全区共有中医执业（助理）医师 573 人（0. 583 人/千人口），镇级医疗机构中医执业医师占医师总数的 12. 2%。

与 2010 年相比，编制床位数和实际开放床位数略有增加，每千人口编制床位数保持不变。中医医疗服务量有了迅猛增长，年门诊、急诊人次数接近 2010 年 2 倍，年出院人次数比 2010 年增长了 31. 5%（见表 12-9）。

表 12-9　顺义区中医类医院现状

指标类别	2010 年	2014 年
医院数量（家）	2	2
编制床位数	280	320
年实际开放床位（张）	280	327
每千人口编制床位数	0. 3	0. 3
年门急诊人次数（人次）	506838	1000885
年出院人次数（人次）	7521	9889

二、精神科

顺义区共有精神科专科医院 1 所——顺义区精神病医院，编制床位数为

200 张，实际开放床位数从 2010 年的 504 张下降到 2014 年的 465 张，略有减少。顺义区每万人口实际开放床位数在 2010 年为 5.7 张，2014 年下降至 4.6 张，超过全国每万人口 1.58 张水平，与北京市每万人口 4.88 张的平均水平接近。近五年来，门诊、急诊人次数显著增加，由 2010 年的 7769 人次增长至 13275 人次（见表 12-10）。

表 12-10 顺义区精神卫生专科医院发展现状

指标类别	2010 年	2014 年
医院数量（家）	1	1
编制床位数（张）	200	200
年实际开放床位（张）	504	465
每万人口实际开放床位数（张）	5.7	4.6
实有床位使用率（%）	90.6	84.4
年门、急诊人次数（人次）	7769	13275
年出院人次数（人次）	165	82

三、儿科

目前，顺义区共有一家儿童专科医院——北京首儿李桥儿童医院，该医院属于社会办营利性医疗机构。2010 年该院编制床位数和实际开放床位数均为 26 张，至 2014 年编制床位数增长至 55 张，而实际开放床位数增长幅度更大，到 2014 年实际开放床位数为 112 张，为编制床位数的 2 倍。医院服务量逐年增长，至 2014 年年门、急诊人次数为 474158 人次，年出院人次数为 3052 人次，分别比 2010 年增长 53%和 174%（见表 12-11）。

表 12-11 顺义区儿童专科医院发展现状

指标类别	2010 年	2014 年
医院数量（家）	1	1

续表

指标类别	2010 年	2014 年
编制床位数	26	55
年实际开放床位（张）	26	112
年门诊、急诊人次数（人次）	309885	474158
年出院人次数（人次）	1114	3052

第四节　医疗机构空间分布状况分析

从医疗机构总量看，顺义区目前有 1 所三级医院、3 所二级医院和 34 所一级医院，另有 400 余个未分级或不够分级的卫生服务站和诊所。从机构的类别来看，有 181 个村卫生室，129 个普通诊所，139 个社区卫生服务站，1 个社区卫生服务中心，34 个医务室，40 个中医诊所，11 个综合门诊部。从地理分布来看，二级以上医院分布在中心城区，一级医院大多数由乡镇卫生院构成，它们分布在各个乡镇的中心区，其余的一级医院仍旧分布于中心城区。顺义区的医疗机构分布与居民分布可能存在一定的偏差，从而使得一部分居民就医存在不便。

一、编制床位数按乡镇街道分布状况

从编制床位数的角度来看，顺义区以光明街道编制床位数量最多，其次是杨镇地区办事处、石园街道和胜利街道，马坡地区办事处和北务镇则床位数量最少。

按千人床位数来看，则以中心城区最高，包括胜利街道、光明街道和石园街道，后沙峪地区和天竺地区也较高，外围区域以杨镇地区办事处最高，而马坡地区办事处、赵全营镇和北务镇则最低，这意味着这几个镇的编制床位数不足，需要补充（见图 12-3、图 12-4）。

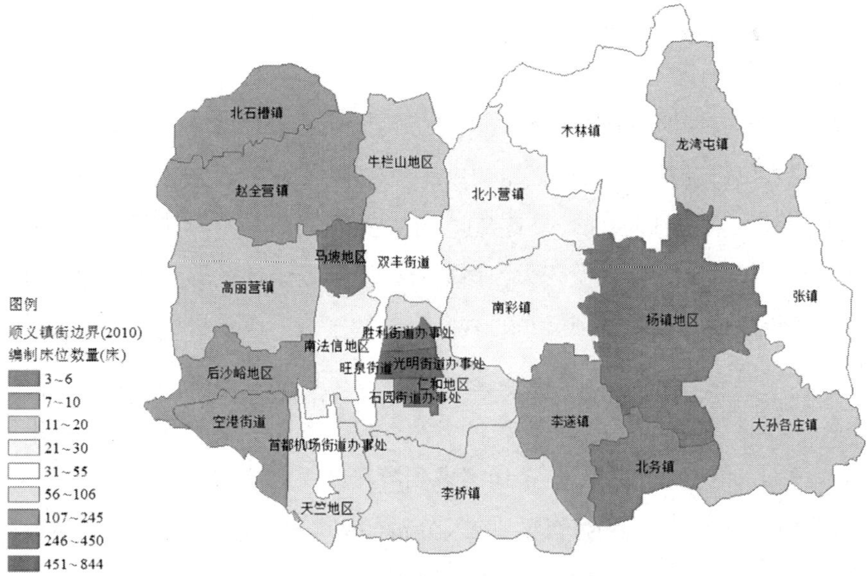

图 12-3　顺义区编制床位数分布

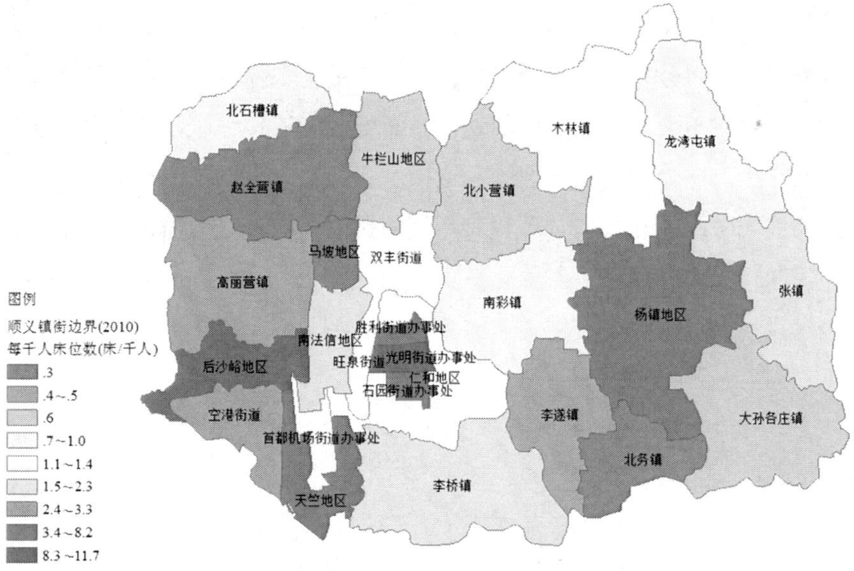

图 12-4　顺义区每千人床位数比较

二、医疗机构空间分布状况

综合来看，顺义区医疗机构的供给主要集中于中心城区，而且顺义区的人口规模和人口密度都远低于北京的中心区域，这使得中心城区的居民可以方便地实现就医。但是顺义区的人口空间分布却并不完全是中心外围模式，而是相对分散，一些乡镇人口规模较大，诸如李桥镇和杨镇地区等，而且这些地区的幼儿和老年人口也较多。顺义中心城区以外的区域，医疗机构较少分布，特别是具有资质的医疗机构较少覆盖，从而使得外围区域的居民在就医时存在一定的不便。建议顺义区医疗机构的空间分布，以及医疗服务的空间布局调整应更多地考虑人口的空间分布，更多地考虑到潜在就医人群的需求。

根据顺义区 2014 年的统计，纳入分析的医疗机构共计 459 个，包括：分级医院（13 个，其中一级医院 9 个，二级医院 3 个，三级医院 1 个）、乡镇卫生院（22 个）、社区卫生服务中心（25 个）、社区卫生服务站（170 个）、村卫生室（229 个）。从图 12-5 可见，医疗机构的数量在不同街道分布有所差异，医疗机构数量最为充裕的是杨镇、李桥镇和高丽营镇，其次为仁和、马坡和赵全营。与人口分布图相结合来看，北小营镇、木林镇、牛栏山地区属于医疗机构资源相对于人口分布要低的地区；而城区街道、马坡地区则属于医疗机构资源相对于人口分布较高的地区。这提示我们在未来设置医疗机构设置的时候，需要优先考虑医疗机构资源相对不足的街道，在医疗机构相对集中的地区应有所控制（见图 12-5）。

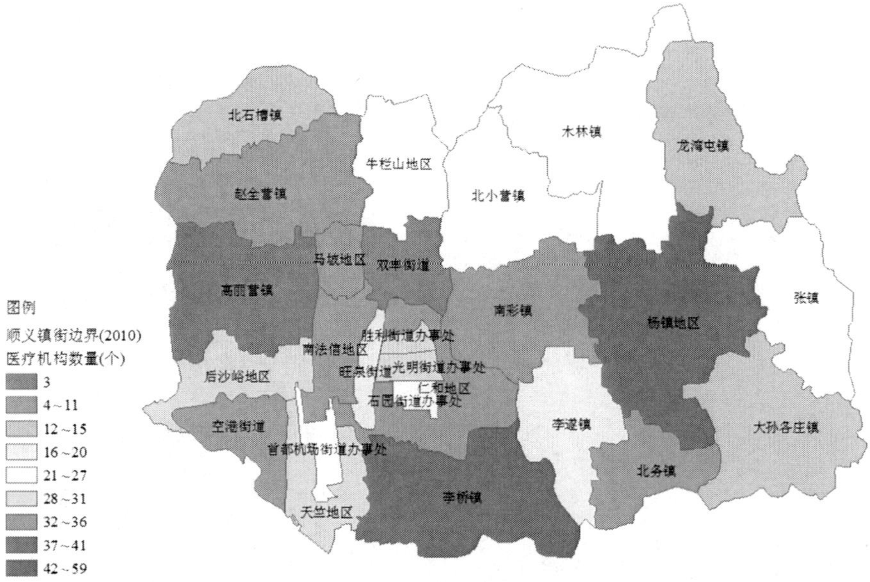

图 12-5　顺义区分街道医疗机构数量分布

三、医疗机构可及性分析

按照《全国医疗卫生服务体系规划纲要（2015—2020 年）》的规定，地市级及以下、基本医疗服务和公共卫生资源应当按照常住人口规模和服务半径合理布局。因此，除考虑常住人口规模之外，医疗机构分布位置也是关键要素。按照居民群众卫生服务需要发展现状和顺义区的实际情况，我们设定到二级及以上医院方圆 5 千米、到社区卫生服务中心和乡镇卫生院方圆 2 千米、到社区卫生服务站和村卫生室方圆 1 千米作为居民卫生服务可及性的标准，即居民在距离医疗机构这样的范围内可以实现便利就医。

顺义区绝大多数区域已经纳入基层医疗机构的便利就医范围，也就是说，基本实现居民在 1~2 千米内可以找到医疗卫生服务机构。相对而言，顺义城区的外围地区、北务镇和李遂镇的南部地区、高丽营镇的西部、天竺镇仍有部分空白地区，需要补充基层医疗机构。

从二级及以上医院分布来看，医院资源主要集中分布在城区，四周缺少二级及以上医院，尤其是在西北地区和东南地区缺少大医院。因此，这些地区居民到本区内医院就诊的便利程度就偏低（见图 12-6）。

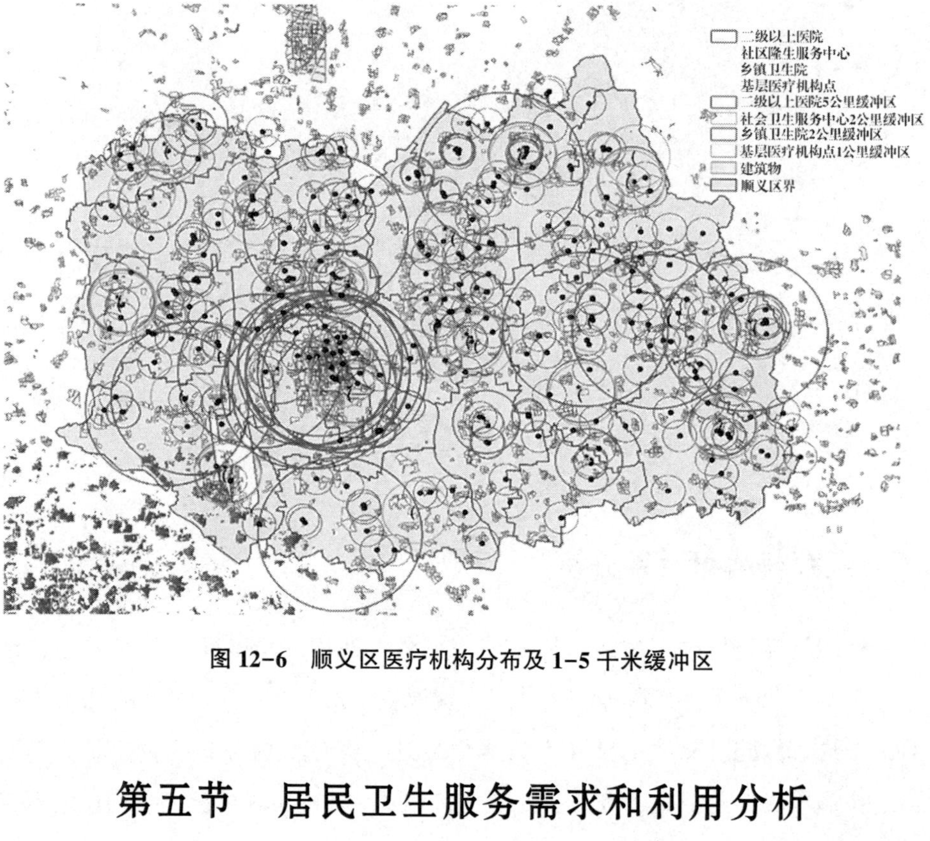

图 12-6　顺义区医疗机构分布及 1-5 千米缓冲区

第五节　居民卫生服务需求和利用分析

利用顺义区家庭健康调查数据对顺义区居民卫生服务需要、需求和利用状况进行分析。本次调查在顺义区内共抽取 6 个街道（乡镇）作为调研对象，其中城区街道 2 个，农村乡镇 4 个（按照全国卫生服务调查标准，将农村地区按照经济水平由高到低分为四类，其中一类农村、二类农村、三类农村和四类农村各 1 个，分别为后沙峪、牛栏山、李遂镇和张镇）。

家庭健康询问调查共调查住户 1784 户，其中城市 606 户，占 34.0%；农村 1178 户，占 66.0%；一类农村 325 户，占 18.2%；二类农村 291 户，占 16.3%；三类农村 278 户，占 15.6%；四类农村 284 户，占 15.9%。共调查人口 5771 人，其中城市 1794 人，占 31.1%，平均每个家庭人口数为 2.96 人；农村 3977 人，占 68.9%。

一、居民患病情况

1. 两周患病情况

居民两周患病情况体现了居民患急性病的情况。调查结果显示，有 1144 人在调查前两周内自我报告患有各种疾病，患病人次数为 1326 人次。由此得知，顺义区居民两周患病率为 229.8‰。其中，城区居民两周患病率为 274.2‰，高于农村地区的 209.8‰（一类、二类、三类、四类农村分别为 190.5‰、201.0‰、236.6‰、217.8‰）。与 2008 年全国卫生服务调查的全国平均水平（222.0‰）相比，顺义区城市地区居民的卫生服务需要量大。与此同时，经济发展水平相对落后的三类和四类农村的卫生服务需要量也较大。与北京市相比（297.0‰），顺义居民卫生服务需要量偏低。

2. 慢性病患病情况

调查结果显示，在调查前半年内共有 1262 人患有慢性病。其中，城区 408 人、农村地区 854 人。按患病人数计算，居民慢性病患病率为 218.72‰，城区和农村地区分别为 227.42‰和 214.79‰（一类、二类、三类、四类农村分别为 190.48‰、194.97‰、228.79‰、254.13‰）。慢性病患病例数为 1751 例，其中城区 614 例、农村地区 1137 例。按患病例数计算慢性病患病率为 303.78‰，城区、农村地区分别为 342.83‰和 286.16‰（一类、二类、三类、四类农村分别为 256.80‰、249.25‰、306.92‰、343.23‰）。按病例数计算的患病率，城市是农村的 1.20 倍；按患病人数计算的患病率，城市是农村的 1.06 倍；而且城市地区 1 人患多种慢性病的人口比例稍高于农村。此外，我们发现与两周患病情况一致，三类和四类农村的慢性病患病率要明显高于一类和二类农村。顺义区慢病患病率与北京市水平（247.0‰）相比，要低于北京市平均水平。

城市地区慢性病患病率较高的疾病依次是：高血压、糖尿病、脑血管病、椎间盘疾病、急慢性胃肠炎和类风湿性关节炎。农村地区慢性病患病率较高的疾病依次是：高血压、糖尿病、脑血管病、椎间盘疾病、类风湿性关节炎、急慢性胃肠炎和哮喘。城市和农村的慢性病疾病谱排序基本一致。其中，城乡居民的高血压和糖尿病的患病率非常高，值得关注（见表12-12）。

表12-12　疾病别慢性病患病率（‰）及构成（%）

顺位	城市地区			农村地区			合计		
	疾病	患病率	构成	疾病	患病率	构成	疾病	患病率	构成
1	高血压	128.76	37.62	高血压	122.74	42.92	高血压	124.61	41.06
2	糖尿病	42.36	12.38	糖尿病	27.16	9.50	糖尿病	31.89	10.51
3	脑血管病	16.72	4.89	脑血管病	15.09	5.28	脑血管病	15.60	5.14
4	椎间盘疾病	12.26	3.58	椎间盘疾病	11.07	3.87	椎间盘疾病	11.44	3.77
5	急慢性胃肠炎	6.69	1.95	类风湿性关节炎	6.04	2.11	类风湿性关节炎	6.07	2.00
6	类风湿性关节炎	6.13	1.79	急慢性胃肠炎	3.52	1.23	急慢性胃肠炎	4.51	1.48
7	哮喘	4.46	1.30	哮喘	3.02	1.06	哮喘	3.47	1.14
8	心绞痛	4.46	1.30	心绞痛	2.77	0.97	心绞痛	3.29	1.09
9	前列腺增生或炎症	2.23	0.65	急性心肌梗死	2.77	0.97	急性心肌梗死	2.25	0.74
10	肾炎和肾病变	1.67	0.49	肾炎和肾病变	1.76	0.62	肾炎和肾病变	1.73	0.57

二、居民就诊情况

1. 两周患病治疗情况

两周患病治疗情况包括就诊治疗、自我医疗、未采取任何治疗措施。本次调查两周患病1319例患者中，去医疗机构就诊者共866例，占患病总例数的

65.6%；自我医疗患者373例，占28.3%，未采取任何治疗措施的患者80例，占6.1%。

城市和农村地区两周患病治疗情况比较，两者基本一致。城市居民至医院就诊的比例为64.2%，农村居民至医院就诊的比例为66.5%；自我医疗的比例，城市为29.9%，而农村为27.3%；未治疗的比例，城市为5.9%，而农村为6.1%。

在农村地区，不同类型的农村比较发现，四类农村地区到医院就诊比例（77.8%）高于一类（61.0%）、二类（62.5%）和三类（65.6%）农村地区，而自我医疗比例（18.2%）低于一类（31.4%）、二类（31.0%）和三类（28.2%）农村地区。

顺义区在两周患病去医院就诊、自我医疗、未治疗比例三项指标上与北京市水平相比，去医院就诊率偏低，自我医疗和未治疗的比例较高，两周患病未就诊比例高（见表12-13）。

表12-13　两周患病后采取措施情况构成（%）

调查项目	合计	城市	农村	一类农村	二类农村	三类农村	四类农村
到医院就诊	65.6	64.2	66.5	61.0	62.5	65.6	77.8
纯自我医疗	28.3	29.9	27.3	31.4	31.0	28.2	18.2
未进行治疗	6.1	5.9	6.1	7.6	6.5	6.2	4.0

2. 两周就诊人次数及就诊率

本次调查结果显示：两周就诊率为150.1‰，城市地区为175.0‰，农村地区为138.8‰。城区居民两周就诊率高于农村地区。在不同类型的农村地区，一类农村地区的两周就诊率最低为115.6‰，其次为二类农村地区为125.5‰，三类和四类农村地区两周就诊率较高，分别为152.9‰和169.4‰。顺义区整体与北京市两周就诊率相比（151.0‰）基本持平，但一类和二类农村地区较低（见表12-14）。

表 12-14　两周就诊人次数及就诊率（‰）

项目	合计	城市	农村	一类农村	二类农村	三类农村	四类农村
就诊人次	866	314	552	136	125	137	154
就诊率（‰）	150.1	175.0	138.8	115.6	125.5	152.9	169.4

3. 就诊单位选择

患者选择就诊的常见医疗机构级别依次为：县/市/区医院、乡镇卫生院或街道服务中心（社区卫生服务中心）、门诊卫生室或服务站、县/市/区中医医院、私人诊所、市/地医院、市/地中医院和中医诊所。

城市和农村地区患者就诊的医院级别构成差别很大，城市患者主要选择区医院就诊，其次是街道卫生服务中心；农村地区患者就诊的医院级别主要为乡镇卫生院，其次为门诊卫生室或服务站。

在不同类型的农村地区，一类农村地区就诊的医院级别主要为门诊卫生室或服务站，其次为乡镇卫生院；二类和三类农村地区医院级别主要为乡镇卫生院，其次为区医院；四类农村地区医院级别主要为乡镇卫生院，其次为门诊卫生室或服务站（见表 12-15）。

表 12-15　两周就诊单位构成（%）

就诊单位	合计	城市	农村	一类农村	二类农村	三类农村	四类农村
私人诊所	5.5	1.0	7.4	3.9	6.7	5.3	13.0
卫生室/站	24.0	11.5	29.3	45.5	13.3	15.8	29.0
中医诊所	1.2	2.1	0.9	0.0	4.4	0.0	0.0
乡镇街道卫生院/社区卫生服务中心	28.0	18.8	31.9	27.3	31.1	42.1	31.9
县/市/区医院	28.0	42.7	21.8	18.2	31.1	23.7	18.8
县/市/区中医医院	6.2	8.3	5.2	1.3	8.9	10.5	4.3
市/地医院	3.4	5.2	2.6	2.6	4.4	2.6	1.4

续表

就诊单位	合计	城市	农村	一类农村	二类农村	三类农村	四类农村
市/地中医院	1.2	3.1	0.4	1.3	0.0	0.0	0.0
省级医院	0.6	2.1	0.0	0.0	0.0	0.0	0.0
其他	1.8	5.2	0.4	0.0	0.0	0.0	1.4

4. 未就诊原因

在未采取任何治疗措施的患者中，63.4%的患者自感病情较轻，认为不需要去就诊而采取自我医疗，12.2%的患者是由于经济困难而没有治疗，11.0%的人认为没有有效的治疗措施而未去就诊治疗，6.1%的人因无时间而未治疗。城市和农村地区患者未采取任何治疗措施的原因所占比例最大的均为自感病情轻，但城市患者中未治疗原因构成中居第二位的是无有效治疗措施，而农村地区为经济困难。

顺义区与北京市水平相比，未就诊原因是自感病轻的比例更高，选择经济困难的比例也更高，相比较，选择其他因素的比例更低（见表12-16）。

表12-16 未治疗原因构成（%）

未治疗原因	合计	城市	农村
自感病轻	63.4	60.0	64.9
经济困难	12.2	12.0	12.3
没有时间	6.1	0.0	8.8
无有效措施	11.0	24.0	5.3
其他	7.3	4.0	8.8

三、居民住院情况

1. 住院率及住院原因

在本次调查中，住院人数为 358 人，住院人次为 434 人次，住院率为 7.52%。其中城市地区住院率为 8.70%，农村地区为 6.99%，城市地区住院率大于农村地区。

顺义区住院率与北京市水平（7.8%）相比，城区住院率较高，更多人选择住院进行治疗（见表 12-17）。

表 12-17　住院人次及住院率（%）

	合计	城市	农村	一类农村	二类农村	三类农村	四类农村
住院人数	358	135	223	69	57	55	42
住院人次	434	156	278	97	73	58	50
住院率	7.52	8.70	6.99	8.25	7.33	6.47	5.50

住院原因主要为疾病，占 78.69%，分娩占 7.38%，损伤、中毒占 0.82%，计划生育占 0.55%，选其他的占 10.11%。城市地区因疾病而住院的占 80.43%，分娩占 9.42%，选其他原因占 7.25%，计划生育占 0.72%，没有人因损伤、中毒而住院；农村地区因疾病而住院占 77.63%，分娩占 6.14%，损伤、中毒占 1.32%，计划生育占 0.44%，选其他原因的占 11.84%。

顺义区与北京市相比，因疾病入院的比例明显要低，因其他原因入院的比例高，因计划生育、中毒等入院的比例也更低（见表 12-18）。

表 12-18　住院原因构成（%）

住院原因	合计	城市	农村	一类农村	二类农村	三类农村	四类农村
疾病	78.69	80.43	77.63	78.57	67.80	78.95	88.10
损伤、中毒	0.82	0.00	1.32	1.43	0.00	3.51	0.00
计划生育	0.55	0.72	0.44	0.00	0.00	0.00	2.38

续表

住院原因	合计	城市	农村	一类农村	二类农村	三类农村	四类农村
分娩	7.38	9.42	6.14	8.57	6.78	5.26	2.38
其他	10.11	7.25	11.84	8.57	23.73	7.02	7.14

2. 住院天数及地点

调查前一年内的出院病人最短住院天数1天，最长住院天数70天，平均住院天数为11.92天，其中城区平均为12.99天，农村地区平均为11.24天（一类农村地区12.30天，二类农村地区11.50天，三类农村地区10.21天，四类农村地区10.51天）。

本次调查对象中住院者选择最多的医院为县/市/区医院，占住院人数的59.78%；选择乡镇街道卫生院/卫生服务中心的占住院人数的13.97%；选择县/市区中医医院的占住院人数的10.89%；选择市/地医院的占总人数的8.94%；选择省级医院的占住院人数的2.79%；选择市/地中医院的占住院人数的1.12%。城市地区选择住院医院类型依次为：县/市/区医院、县/市区中医医院、市/地医院、省级医院；农村地区选择住院医院类型依次是：县/市/区医院、乡镇街道卫生院、市/地医院、县/市区中医医院（由于不同经济水平的农村地区住院医院类型顺序不一样，但首选都是县/市/区医院）。

顺义区平均住院天数与北京市水平相比（17.2天），平均住院天数短，选择住院医院以县/市/区医院和社区卫生服务中心的占比更多，选择省市级医院更少（见表12-19）。

表12-19　住院医院类型构成（%）

	合计	城市	农村	一类农村	二类农村	三类农村	四类农村
乡镇街道卫生院/卫生服务中心	13.97	2.19	21.27	18.57	22.03	18.92	33.33
县/市/区医院	59.78	63.50	57.47	62.86	50.85	89.19	47.62
县/市/区中医医院	10.89	16.06	7.69	2.86	5.08	21.62	9.52

续表

	合计	城市	农村	一类农村	二类农村	三类农村	四类农村
市/地医院	8.94	9.49	8.60	5.71	11.86	13.51	7.14
市/地中医院	1.12	1.46	0.90	0.00	1.69	0.00	2.38
省级医院	2.79	4.38	1.81	5.71	0.00	0.00	0.00
其他	2.51	2.92	2.26	1.43	5.08	2.70	0.00

1. 两周患病情况

调查人群中应住院而未住院的主要原因构成中，58.65%的患者（城区25%，农村地区71.05%）是因为经济困难，20.19%的患者（城区39.29%，农村地区13.16%）认为自己所患疾病没有必要住院，12.5%的患者是因为没有时间（城区17.86%，农村地区10.53%），而医院服务差的比例为0.96%，没有人因为医院无床位而未住院。农村地区未住院的原因中没有“医院服务差”。

顺义区与北京市未利用住院服务原因水平相比，经济困难和自认为没必要的比例更高，认为没时间的比例明显更高（见表12-20）。

表12-20　应住院而未住院原因构成（%）

原因	合计	城市	农村	一类农村	二类农村	三类农村	四类农村
认为没必要	20.19	39.29	13.16	20.00	11.11	19.05	0.00
无有效措施	2.88	3.57	2.63	0.00	0.00	9.52	0.00
经济上困难	58.65	25.00	71.05	55.00	83.33	61.90	88.24
医院服务差	0.96	3.57	0.00	0.00	0.00	0.00	0.00
没时间	12.50	17.86	10.53	20.00	5.56	4.76	11.76
其他	4.81	10.71	2.63	5.00	0.00	4.76	0.00

第六节　“十三五”期间医疗服务及资源需求分析

一、医疗服务需求

顺义新城规划预计到2020年顺义区常住人口为134万人，按照顺义区卫生服务调查常住人口两周患病率为229.8‰推算，2020年顺义区常住人口年累计患病总人次数将达到800.6万人次。2014年，顺义区门诊、急诊总人次数为778.7万人次。由此可见，到2020年，满足全区居民门诊服务的压力不大。

按照顺义区卫生服务调查常住人口住院率7.52%推算，2020年顺义区常住人口住院人次数为10.1万人次。如按照将90%住院患者留在县域内就诊的标准计算，则有9.1万人次住院服务需求。而2014年顺义区出院总人次数为6.01万，可见与满足2020年全区患者住院服务需求尚有差距。

二、床位需求

按照《国家医疗卫生服务体系规划纲要（2015—2020年）》的要求，到2020年每千常住人口医疗卫生机构床位数目标值为6张。按照顺义区实际情况，调整为到2020年每千人口床位数为4张。按顺义区2020年常住人口134万计算，到2020年顺义区医疗机构床位数为5360张，等于在2014年（2783张）基础上增加2577张。具体不同类型医疗机构每千人口床位数（见表12-21）。

表12-21　2020年顺义区床位数配置指标

指标	顺义区	全国参考
每千常住人口医疗卫生机构床位数（张）	5	6
医院	4	4.8

续表

指标	顺义区	全国参考
公立医院	2.8	3.3
社会办医院	1.3	1.5
基层医疗卫生机构	1	1.2

三、专科需求

1. 康复护理需求

到2014年，顺义区65岁以上人口占总人口比例达到7.87%，表明顺义区已步入老龄化社会。人口变动趋势提示，老龄化趋势在未来一段时间内必须得到重视。老年人口医疗卫生服务需求的一个特点是对康复护理和长期照护的需求量很大。目前，顺义区在满足康复护理需求方面的缺口较大，全区尚无护理院，康复护理床位配置严重不足。

按照《北京市医疗机构设置规划（2012—2015年）》提出的康复医院和护理院编制床位数为每千人口0.5张标准规划，到2020年顺义区康复护理床位设置为670张；顺义区还将新增1家康复医院（二级），并通过改扩建现有综合医院康复病区以实现该目标。

2. 中医需求

按照《全国医疗卫生服务体系规划纲要（2015—2020年）》的要求，中医类医院床位数达到0.55张/千常住人口。按此标准，到2020年，顺义区中医类医院床位数为737张，2014年顺义区中医类医院床位数为327张，须增加410张。

3. 精神科需求

近年来，我国精神类疾病的患病率呈不断上升的趋势，精神科门诊人次数占总门诊人次数比例从1985年的0.4%上升至2012年的1.2%。2010—2014年，顺义区精神类医院的门诊、急诊人次数也翻了一倍。按照《中国精神卫生工作规划（2012—2015年）》及《精神卫生防治体系建设及发展规划》的要求，顺义区精神卫生医疗机构床位数和每万人口床位数已达到标准，但人力资源尚存在差距，需要补充精神科执业医师数量和注册护士数量（见表12-22）。

表12-22 顺义区精神卫生资源配置指标

指标	国家要求	顺义区（2020年）	实际数量
执业医师数（人/10万）	2~2.5	2	27人
注册护士数（人/10万）	4~5	4	54人
床位数（张/万人口）	1.48	3.5	465张

四、卫生人力

按照《国家医疗卫生服务体系规划纲要（2015—2020年）》的要求，到2020年，每千常住人口执业（助理）医师数和注册护士数应分别达到2.5人和3.14人。目前，顺义区每千常住人口执业（助理）医师数和注册护士数分别为3.07人和2.2人。其中，注册护士尤为短缺。按照顺义区的实际情况，设定到2020年每千人口执业（助理）医师数为4人，每千人口注册护士数为2.4人。按此标准，到2020年，顺义区执业（助理）医师数为5360人，注册护士数为3216人，目前缺口分别为2282人和1010人。

第七节 问题分析与政策建议

一、“十三五”期间卫生事业发展的机遇

1. 创建和谐宜居城市，为顺义区卫生事业发展带来机遇

随着北京市的经济社会综合实力越来越强，北京市城乡居民对于提高生活

水平和生活质量有了更多的期待，更加重视医疗和健康问题。民之所望，施政所向。2015 年 2 月 26 日，习近平总书记视察北京时，明确了北京是全国政治中心、文化中心、国际交往中心和科技创新中心的城市战略定位，提出了建设国际一流和谐宜居之都的宏伟目标。发展北京市的卫生事业既是实现“和谐宜居”的重要路径，也是评价的重要指标，卫生事业在北京市各区发展中的地位和作用必将得到进一步的提升。“十三五”规划为北京市卫生事业的发展提供了广阔的发展空间。

顺义区政府在 2015 年的《政府工作报告》中也提出：“始终把改善民生、服务群众作为根本出发点，致力于建机制、补短板、兜底线，努力在解决医疗等重要民生问题上取得新的实效。”“十三五”时期是提升顺义区卫生计生工作水平和居民健康水平的关键时期，必须前瞻性地谋划和部署卫生计生工作。面对新形势、新要求，进一步优化顺义区卫生计生资源配置、提升医疗卫生的服务能力，确保建设“和谐宜居之都”目标的顺利实现，这不仅是顺义区实现“十三五”规划发展目标的关键任务，也是编制好顺义区“十三五”规划要准确把握的宏观战略定位和中长期发展目标。

2. 推进全市协同发展，为顺义区卫生资源提升带来机遇

推动北京市各区协同发展，是未来打造新的首都经济圈、推进区域发展体制机制创新的需要，也是实现北京市各区优势互补，促进人口、经济、资源、环境相协调的需要。实现各区的整体发展是北京市“十三五”期间的重大发展思路和战略。研究编制顺义区“十三五”卫生事业发展规划，必须紧抓全市协同发展重大机遇，打破行政辖区思维定势，通过加强与其他区的合作，加大资源引进的力度，优化区内医疗卫生资源的空间布局，力争在引入优质资源、引导资源下沉和建立区外合作机制上取得突破性进展。

3. 转变卫生发展方式，为顺义区卫生结构优化带来机遇

“十三五”时期，顺义区人口老龄化程度将进一步提高，疾病谱转变速度加快，疾病负担不断加重。卫生服务模式必须实现关口前移、重心下沉，落实预防为主，强化基层卫生服务，加强健康管理，形成各级各类医疗卫生机构以

“维护健康”为中心的分工协作格局，从而更加有效地解决全人群的健康问题，提高人群健康素养，降低社会的疾病负担。“十三五”时期，随着人口增多，以及土地减少等资源约束进一步加大，迫切要求转变卫生事业发展方式，向控制规模、整合资源、提高效率、减少浪费的内涵式发展转变，实现资源合理配置和有效利用。

4. 医改深入推进，为顺义区卫生事业实现制度创新带来机遇

随着基本医保的保障范围和保障水平的逐年提高，医疗服务体系的基本健全，“十三五”时期的医改工作将进一步向纵深推进，面临结构性调整，将触及长期存在的医疗资源总量不足且配置不合理、城乡和区域卫生事业发展不平衡、人才队伍建设薄弱和“以药补医”等重大体制、机制和制度建设，改革任务更加艰巨。“十三五”时期是医改将逐步进入全方位、深层次改革的关键阶段，必须着力解决体制机制问题，进一步解放思想、与时俱进，加强制度建设，实现制度创新。

二、顺义区卫生事业发展的挑战

1. 医疗卫生事业发展滞后于经济发展，不利于建设绿色宜居新城

近年来，顺义区经济与社会发展均取得可喜成绩，经济总量位居北京市第五，更是北京市未来重点发展的城市化和产业化发展地区。但是，顺义区医疗卫生事业发展速度缓慢，长期以来不能与经济发展水平同步提升。目前，顺义区医疗卫生资源水平仍较低，千人口床位数、执业医师数和护士数等指标均落后于北京市平均水平。医疗卫生事业发展水平将直接制约顺义区实现建设绿色宜居新城的目标。

2. 居民卫生需求快速增长，迫切需要吸引更多优质资源

对顺义区居民卫生服务调查结果显示，城乡居民医疗服务的需求和利用处于快速增长态势。此外，对顺义区人口结构的分析提示，顺义区处于人口出生率高于死亡率的态势，人口自然增长率逐年上升；同时，老年人口快速增长，到2014年，顺义区65岁以上人口占总人口比例达到7.87%。与成年人口相比，儿童和老年人口的卫生服务需要和需求都普遍偏高。预计未来一段时期，顺义区居民卫生服务需求快速增长的势头仍不会减弱。目前，顺义区卫生资源水平低于全市的平均水平，尤其是优质医疗资源不足，亟须进一步发展和完善区内医疗卫生资源。此外，社会资本注入医疗服务市场的工作也刚起步。在“十三五”期间需要进一步补充和调整医疗卫生资源，不断完善医疗卫生服务体系，才能满足居民卫生需求快速增长的需要。

3. 流动人口健康状况值得重视，卫生服务需要和需求亟须满足

顺义区是首都现代化进程中新功能的聚集区和城市新增人口的主要聚集地。近年来，流动人口数量不断增加，可以预见在“十三五”期间，顺义区作为中心城人口与智能疏解的主要载体，流动人口数量仍将增加。如何为流动人口提供便捷的医疗服务和公共卫生服务，是一个重要问题。尤其是尽管近年来顺义区的传染病发病率较低且较为平稳，但随着大量流动人口进入，传染病的风险仍不能忽视。流动人口的增加也给基层公共卫生服务提出了挑战。

4. 基层医疗服务尚显薄弱，引导资源下沉的机制有待建立

“十二五”期间，顺义区加强了基层医疗卫生服务的体系和能力建设，基层医疗卫生网底初步建立，服务能力逐步提升，但与辖区居民实际需求相比仍显不足。数据显示，近三年来，顺义区社区门、急诊占全区门、急诊总量和住院人次呈逐年减少的趋势。中心城区四个街道目前仅有1所社区卫生服务中心。农村地区虽然能够保证一个乡镇设置一所卫生院，但是由于人力资源短缺导致20%的社区卫生服务站不能运行，50%的社区卫生服务站仅有1~2名医务人员。随着乡村医生队伍老龄化程度的加剧，村卫生室的正常运行受到影响。“十三五”期间，除了应继续加强基层医疗卫生机构和服务能力建设，还应采取加强“对口支援”、加快建设“医联体”等多种途径，通过建立长期稳定的合作机制，进一步引导优质医疗资源下沉，提升基层医疗卫生的服务的能力。

5. 基层卫生队伍不稳定，卫生人才队伍有待加强

顺义区卫生队伍人员总量不足，2014 年，全区每千常住人口卫生技术人员共有 6. 49 人，每千常住人口执业（助理）医师数达 3. 07 人，每千常住人口注册护士数达 2. 24 人，较全市卫生人员资源平均水平仍有较大差距。另一方面，卫生队伍整体医疗技术水平有待提高，仅有极少数学科带头人在国家级、市级学术团体中拥有学术地位，缺乏高层次领军型学科带头人，引进高端人才难度较大。此外，目前，基层卫生人力特别缺乏。目前顺义区基层社区卫生服务中心编制缺口为 999 人，空编岗位共计 1017 人，全科医师、社区护士和预防保健人员尚未达到设置要求。

6. 部门间协调仍需加强，持续稳定的卫生投入机制有待完善

将“卫生融入全部政策”的理念已经越来越深入人心。在卫生计生事业发展的实践过程中，卫生与多个部门、多项工作的关联互动程度也日益紧密。但是，真正树立协同发展的理念，落实部门沟通协调配合尚需要过程。如何让各个部门在制定规划和计划的时候将居民的健康问题和卫生计生事业发展考虑进去，既需要卫生计生部门的努力，也需要各级政府和相关部门转变观念。此外，随着深化医改工作的不断深入，近年来顺义区卫生投入也在快速增长，但由于卫生领域长期欠债，“十二五”期间的卫生投入存在“重硬件、轻软件，重建设、轻机制”等问题，“十三五”期间，卫生领域承担着实现创新各项体制机制、保障人才队伍稳定的重要任务，足额和稳定的卫生投入机制是保障各项卫生目标实现的重要保障。

三、“十三五”期间卫生事业发展策略

1. 总体思路与发展目标

总体思路：紧密结合顺义区经济社会和卫生事业发展实际，围绕“改革驱动、转型发展”的主线，推动卫生服务理念从“治病为中心”向“健康为中心”转变，医疗卫生服务体系建设向一体化、集团化、多元化转变，健康服

务策略向协同化、全程化和人性化的健康管理转变，卫生管理方式向扁平化、专业化、精细化管理转变，卫生监管手段向信息化、科学化转变，实现改革与发展同步。

发展目标：通过“十三五”期间大力发展医疗卫生事业，将顺义区建设成为国家慢病防控示范区、首都优质医疗资源疏解区、京津冀医疗一体化建设推进区、和谐宜居绿色健康区。

2. 基本原则

一是突出重点，增强卫生发展的整体性和协调性。通过存量调整，优化增量，在对全市医疗卫生机构进行全面规划的基础上，加大医疗卫生资源的整合力度，保证重点项目和优先领域的投入，提高卫生资源的利用率和卫生服务绩效。以基层卫生和公共卫生服务为重点，优先发展医疗服务中的薄弱环节，发挥传统中医药的特色和优势，缩小城乡医疗卫生差距，确保居民医疗服务需求得到基本满足。卫生部门统筹规划和具体实施，其他有关部门在各自职责范围内做好协调配合。

二是坚持预防为主、防治结合，促进医疗卫生服务模式转变。坚持预防为主、关口前移、重心下沉等经济、有效的途径，实现医疗卫生服务模式由“以病为本”转向“以人为本”、由“治疗为主”转向“预防为主”，防治结合，与此相关的管理体制、观念转变、促进健康产业发展等多方面的政策要进行调整完善，以适应健康管理和全程照护的医疗服务模式。

三是注重政府主导与市场机制相结合。突出政府提供公共卫生和基本医疗服务的主导作用，建立持续稳定的卫生投入机制，使基本医疗卫生服务的公益性充分得以体现，公平性和可及性明显提高。同时，要注重发挥市场机制的作用，动员社会力量参与，调动社会和广大人民群众的积极性，促进有序竞争机制的形成，满足人民群众多层次、多样化的健康需求。

四是把解决当前突出问题和体制机制改革相结合，明确发展战略总体目标，不断调整和完善行动计划，有计划、有步骤地加以实施。统一思想，做好各项工作的组织管理和监督检查，对现有卫生资源逐步调整完善，对新增卫生资源实施准入审批。注重各层级、各领域的体制机制建设和创新，以体制机制建设为基础解决卫生领域中的矛盾和问题，并巩固卫生改革发展的成果。

3.“十三五”规划重点

建议“十三五”期间顺义区卫生事业发展应围绕以下重点领域，制定好相应的规划目标和具体实施措施。

（1）提高平均期望寿命，降低孕产妇和婴幼儿死亡率。“十三五”期间，通过对癌症、脑卒中、心脏病、损伤中毒、糖尿病、呼吸系统疾病、围产期疾病、传染病等死亡原因有针对性地进行干预，增加顺义区期望寿命。尤其是控制这些疾病在农村地区和流动人口中的发病率，对延长寿命的作用重大。在“十三五”期间争取将期望寿命增长1岁。

当前，顺义区的孕产妇死亡率和婴幼儿死亡率已经维持在较低的水平，为了进一步做好妇女儿童保健工作，“十三五”期间争取将婴儿死亡率控制在3‰以下，5岁以下儿童死亡率控制在4‰以下，孕产妇死亡率控制在12/10以下。加强各社区卫生服务中心规范化妇女保健、儿童保健的创建工作，2016年年底前全部完成。利用儿童医院托管妇幼保健院的平台，建立并完善新生儿危重症转会诊网络，有效控制婴儿死亡率，会同有关部门建立婚登、婚检“一站式”服务，切实提高婚检率，优化整合婚前检查和孕前检查的流程，降低出生缺陷率。

（2）以建立新型城镇医疗卫生服务体系为重点，加强基层医疗卫生服务体系建设。加快建设以满足大型社区卫生服务为基础的新型城镇卫生服务体系，形成以区医院为“龙头”，中心乡镇医疗卫生机构为骨干，县乡两级、乡村一体、防治结合、分工合理的基层医疗卫生服务网络。把社区卫生服务机构建设纳入农村社区建设总体规划，与社区内公共服务设施同步规划、同步设计、同步建设、同步使用。

根据城市人口数量和卫生服务需求，加强社区卫生服务机构建设，提高城市基层卫生资源总量。其中，包括建立大型社区卫生服务中心，集基本医疗、预防保健、康复护理、中医药服务、健康教育、计划生育等功能为一体，充分发挥社区综合服务优势，引导居民合理就医。

（3）以加快医联体建设为重点，优化区域医疗资源配置。按照扩充资源、提升水平、强化基层、健全机制的思路，切实加大投入力度，加快医疗卫生发展步伐。继续强化区医院医疗中心功能，力争主要业务科室与三甲医院建立协作关系。推进中医院与区三院的紧密型医联体建设，实现医疗资源整合和服务能力提升。开展区妇幼保健院与三甲医院的合作共建，提升儿科诊疗水平。在医联体内，试行以建立分级服务、分级定价、分级支付、分级管理的分级诊疗体系。以信息化为支撑，完善医保支付制度为抓手，双向转诊为切入点，推进服务模式的转变与创新。开展检验、检查结果的共享互认，开展预约诊疗、双向转诊、会诊、疑难病例讨论、继续教育等院际协作服务，推动资源共享，优化服务流程。注重健康管理，全专结合，全程连续，建立涵盖治疗、康复和护理功能的连续、全程的服务链。

（4）大力支持社会办医，加快形成多元社会办医格局。一是探索建立有利于社会资本举办医疗机构的相关政策，重点支持社会资本参与康复、老年病、儿童、护理院等紧缺型医疗机构，针对人口密集、医疗资源相对薄弱的地区，引导社会办医疗机构介入，举办门诊部、个体诊所等解决居民的就医需求。

二是鼓励社会力量举办社区卫生服务机构。为进一步提高城区社区卫生服务的覆盖率，缓解政府办社区卫生服务机构的运行压力，解决因人力不足导致社区卫生服务不能全面覆盖的现状，在政府办社区卫生服务机构未能覆盖的社区，向社会资本举办的基层医疗卫生机构、村卫生室等购买基本医疗和公共卫生服务。计划由京顺医院举办 3~4 个社区卫生服务站。

三是放宽对社会资本举办医疗机构乙类大型设备购置的限制。对社会办医配置乙类大型医用设备放宽准入条件，只审查诊疗科目、医技人员资质和医疗技术准入等安全性指标，对于年工作量、医院等级和阶梯配置等非安全性指标不做具体要求。同时，简化申办流程，充分考虑辖区内社会办医发展的需要，凡符合配置条件的，不限制配置。

四是探索与凤凰医疗集团合作共建顺义区新型社区医疗体系。为创新社会管理思路，按照政府主导、市场驱动、企业实践的思路，通过政府购买服务的形式，引入凤凰医疗集团合作共建顺义区新型社区医疗体系，在河东和河西地区分别托管一家医院。

（5）推进医养结合，支持在养老机构内设立医疗机构。截至目前，顺义辖区共有 18 家养老机构。所有养老机构均提出有医疗服务需求。已经设立内部医务室的有 3 家，正在办理设置医务室过程中的机构 1 家（赵全营镇养老院医务室），计划下一步设立的 1 家（北京市顺义区杨镇养老照料中心医务室）；其余 14 家均与周边卫生院签订了合作协议。

（6）以建设慢性病综合防治示范区为重点，加强健康教育和健康促进。健全政府主导、多部门行动、全社会参与的慢性病综合防控格局，深入实施慢性病综合防控策略，转变工作模式，从注重疾病诊疗向预防为主、防治结合转变，实现关口前移。设立慢性病防治专项经费，逐年增加投入，完善绩效评估机制，实施政府惠民政策，最终在全区建立科学、完善、高效、顺畅、长效的慢性病综合防控管理机制，保护全区人民群众身体健康，促进全区经济社会健康的可持续发展。主要工作重点有：营造良好的慢性病防控的社会氛围；建立健全慢性病防控信息管理系统；完善以社区为基础的慢性病防控网络。

（7）以提高卫生人才数量与质量为重点，加强人才队伍建设。增加卫生人才数量。补充基层医疗卫生机构人员，坚持按需补给、分步到位的原则，提出人员补充计划，按规定公开招考招聘。大力推行县乡和乡村卫生一体化管理和人才柔性流动政策。

大力引进紧缺和高层次人才。继续执行现行的人才支持性政策，并实行激励性分配机制，切实提高卫生人才待遇。提升卫生人才质量。通过市、区设立专项资金等方式，大力培养和引进高层次卫生人才。

通过职业化培训，提升现有人才能力和水平。通过机构帮扶、继续教育和学历教育、专业化培训、转岗培训、设置特岗等方式加强公共卫生、护理、中医药、全科医生、乡村医生骨干等实用型人才的培养升级。

探索新型事业单位用人机制。按照北京市《关于创新事业单位管理加快分类推进事业单位改革的意见》精神，探索实行新的用人机制。实行人员额度管理，由机构编制部门核定工勤岗位和专业技术岗位中的辅助业务岗位人员额度，事业单位在人员额度范围内招聘人员，签订劳动合同，按企业化方式进行管理。

（8）加快健康服务业与信息产业融合发展，支持推广健康云服务。探索建设顺义区“智慧卫生云”。通过与浙江和仁科技股份有限公司合作，实现医疗卫生治理体系和能力现代化战略目标，为顺义区提供医疗机构和培训及帮带服务，建立“居民一卡通”服务、居民健康门户、远程协同医疗服务及健康管理增值服务，促进顺义区医疗卫生水平进一步提升。通过探索合作模式、发挥各自优势，推动顺义区“智慧卫生云”建设，探索创新医疗卫生服务模式和治理体系。目前，双方正在商讨《顺义区“智慧卫生云”建设与健康服务框架协议》。

（9）履行政府职责，加大健康投入，保障“十三五”规划战略目标实现。“十三五”期间，各级政府财政下行压力仍比较大，在适应经济“新常态”的同时，应保证卫生事业，尤其是基本卫生服务的政府投入不降低，进一步落实政府责任。“十三五”期间，顺义区的卫生投入应至少不低于“十二五”期间，并应随着财政收入的增加而提高，从而保障“十三五”各项规划目标的顺利实现。

第三部分

顺义区“十三五”期间卫生事业发展规划

第十三章　卫生事业发展形势

第一节　“十二五”期间顺义区卫生事业发展成就

“十二五”期间，顺义区以深化医改作为中心任务，坚持公共医疗卫生的公益性质，优化体制机制，加大财政投入，强化服务能力，不断完善医疗服务体系、公共卫生服务体系、医疗保障体系、药品供应保障体系，推进城乡卫生一体化、公共卫生均等化和卫生信息化，在居民健康、卫生服务和医疗保障等各项指标上取得持续进展。

一、城乡居民健康水平显著提高

截至 2014 年，全区平均期望寿命达到 79.72 岁，相比 2010 年增加了 1.33 岁；孕产妇死亡率为 12.09/10 万，相比 2010 年降低了 12.82%；婴儿死亡率为 2.42‰，相比 2010 年降低了 30.06%。居民健康水平指标基本实现了“十二五”卫生事业规划所确定的目标。

二、医疗资源总量稳步增长

全区现有医疗卫生机构 639 个，相比 2010 年增长了 59.35%；卫生技术人员 6381 人，其中，执业（助理）医师 3078 人，注册护士 2206 人，相比 2010 年分别增长了 36.70%、26.20% 和 47.07%；医疗机构床位数 2783 张，相比 2010 年增长了 5.06%。人均医疗资源数量有所增加，千人口执业（助理）医师数由2010年的2.78人上升到3.07人，千人口护士数由2010年的1.71人上升到2.20人。

三、医疗服务能力迅速提高

“十二五”期间，顺义区医疗服务总量和工作效率相比“十一五”末有较快增长。2014年顺义区全区医疗机构提供门、急诊总人次数为778.7万人次，出院总人次数为6.07万人次，相比“十二五”末年，增长率分别达到34.38%和18.09%。平均住院日从2010年的10.6天缩短至2014年的8.6天，比北京市平均住院日短1.7天。实有病床使用率84.5%，相比2010年的85.9%略有降低，比北京市水平略高（83.0%）。

四、医疗资源布局初显形态

在顺义区中心城区，以区医院和妇幼保健院为核心的区域医疗中心功能增强；在北部地区，中医院北迁实现了医疗资源的北部组团，满足了北部居民的医疗需求；在东部地区，地坛医院顺义院区将有效地弥补河东地区医疗资源的不足；凤凰医疗集团托管区第二医院和空港医院，分列河东和河西两翼，成为对公立医疗机构的有益补充；同时，在空港新城，新引入的友谊医院顺义分院落地形成新的高端医疗中心。通过布局优化调整，顺义区已经形成三级—二级——级医疗机构联动网络，区域医疗中心、中医服务体系、妇幼服务体系、老年康复体系、基层医疗服务体系和精防体系不断健全完善。

五、医疗服务软实力显著提升

“十二五”期间，顺义区实现三级医院数量零的突破，并一举引入三家全市知名的三甲医院。区中医院被北京中医医院托管，成为北京市试点公立医院托管改革后被托管的首家医院，并升级为三级甲等医院，彻底结束了辖区内没有三甲医院的历史。区医院成为三级医院，进一步提升了区域医疗中心综合服务水平。区妇幼保健院被北京市儿童医院托管。全区以重症监护、乳腺外科、风湿、肿瘤、康复等为代表的重点科室和优势学科技术水平不断提升，位列全市各区县前列。

六、社会资本办医蓬勃发展

“十二五”期间，顺义区民营医院数量、能力和服务水平不断提高，成为公立医疗机构的有益补充。顺义区批准设置了北京世源国泰医院、北京翰洁吉源医院，并指导北京京顺医院开设中医堂；增加了首儿李桥儿童医院编制床位数，加强辖区内儿童专科疾病的诊疗救治能力。北京方舟皮肤病医院目前已被北京市卫生计生委批准，北京陆道培血液病医院设置审批正在有序推进。

七、新农合医疗保障全面覆盖

新农合政策在减轻农村居民就医负担、缓解因病致贫返贫的保障作用稳步增强。2014 年，顺义全区新农合参合率达 99.9%，实现了农村居民医疗保障的全覆盖。人年筹资标准拟从 680 元提高到 1000 元，筹集资金总额达到 2.68 亿元，其中政府投入比例达到 90%。大病保险补偿工作得到有效落实。新增 11 家门诊实时结算试点医院。

八、中医药事业管理机制突破

“十二五”期间，区中医院通过托管，在探索公立医院改革新模式上取得突破。区中医院通过了三甲医院的评审，建成市、区、镇三级医院联动的医联体，初步实现分级诊疗。同时，中医在基层卫生服务中发挥的作用和诊疗能力得到提升，社区卫生服务中心和乡镇卫生院全部设有中医科，村级医疗机构也全都提供中医药服务。居民普通反映“信任中医，爱看中医”，中医科的门诊量是各院门诊量的前三位。2011 年，顺义区成为全国首批 70 个基本公共卫生服务中医药服务项目试点地区之一。2012 年，通过“全国农村中医药工作先进单位”复核。

九、疾病预防控制工作扎实推进

通过建立健全传染病监测网络，做好重点人群的传染病管理，扎实开展各项传染病防控工作。2010—2014 年，全区无甲类传染病报告，法定传染病的发病率、死亡率和病死率均有所下降。进一步提高全人群的免疫接种水平，维持高水平的免疫接种率，使免疫相关传染病得到有效控制。以慢性病防控示范区的创建为契机，加强脑卒中、高血压和糖尿病三大慢病的筛查和管理工作。

十、公共卫生保障能力巩固加强

“十二五”期间，顺义区开展基本公共卫生服务和重大公共卫生服务项目，公共卫生服务指标完成情况良好。全区 0~6 岁儿童保健覆盖率达到 97.78%，孕产妇系统管理率达到 96.17%，全民健康知识知晓率达到 85%，健康行为形成率达到 80%以上，均达到“十二五”规划指标要求。落实《顺义区健康北京人全民健康促进十年行动规划》，提高居民健康素养。此外，2013 年顺义区成为北京市和国家卫生应急综合示范区，全区卫生应急管理能力和应急能力进一步提升，应急体系健全，物资管理规范。在卫生监督方面，顺义区顺利通过国家卫生区复审，创新实行了责任部门联合执法、每日巡查督查、问题台账日报和销账制度。

第二节　顺义区卫生事业发展存在的问题

一、医疗资源总量不足，分布不均衡

近年来，顺义区医疗卫生资源总量得到长足发展，但随着社会经济发展和人口变动，人均医疗卫生资源水平仍较低，千人口床位数、执业医师数和护士数等指标均落后于北京市平均水平，难以满足居民日益增长的卫生服务需要和需求。同时，医疗资源在不同地区和人群中分布不均衡。河西地区医疗卫生资源严重不足，三级医疗卫生服务网络在少数偏远地区仍没有实现全面覆盖。流动人口医疗卫生资源缺乏，对于顺义区作为首都现代化进程中新功能的聚集区和城市新增人口的主要聚集地，带来健康隐患。

二、优质医疗资源缺乏，尚未形成多元办医格局

近年来，顺义区大力推动优质医疗资源引进，但是目前全区优质医疗资源数量有限，而且集中在中心城区，难以满足全区居民的就医需求。随着社会办医规模快速增长，服务水平逐步提升，政策效应不断显现，但从总体上看，社会办医规模和服务量占比仍然较低，社会资本举办医疗机构的床位数仅占总床位数的 11.1%。多元办医格局尚未形成。

三、基层医疗卫生服务功能薄弱，引导资源下沉的机制有待建立

“十二五”期间，顺义区加强了基层医疗卫生服务体系和能力建设，服务能力逐渐提升，但与辖区居民实际需求相比仍显不足。中心城区社区卫生服务中心数量不足。农村地区虽然达到了一个乡镇设置一所卫生院的水平，但是医务人员医疗水平参差不齐，同时，随着乡村医生队伍老龄化程度的加剧，村卫生室的正常运行受到影响。基层医疗卫生机构及其服务能力亟待加强，通过“对口支援”、加快建设“医联体”等多种途径，建立长期稳定的合作机制，引导优质资源下沉，提升基层的服务能力。

四、卫生人力总量不足，人才队伍有待加强

“十二五”期间，顺义区卫生技术人员数量有所增加，但相对于人口变化仍显不足，较全市卫生人力资源平均水平尚存在差距。卫生队伍整体医疗技术水平有待提高，仅有极少数学科带头人在国家级、市级学术团体中拥有学术地

位，缺乏高层次领军型学科带头人，引进高端人才难度较大。基层卫生人力特别缺乏，目前基层社区卫生服务中心人员缺口近千余人。

五、医疗保障水平仍有待提高，对大病保障力度有限

虽然新农合覆盖范围不断扩大、政策内报销水平不断提高，但实际报销比例却不高，特别是对重大疾病的保障能力弱，无法对个人疾病经济风险进行有效保护，从而减轻居民经济负担，切实缓解居民因病致贫问题。

第三节　“十三五”时期顺义区卫生事业发展面临的新形势

一、推动京津冀协同发展，实现健康中国战略目标，为顺义区卫生事业发展提出要求

推动京津冀协同发展战略，是未来打造新的首都经济圈、推进区域发展体制、机制创新的需要，也是实现北京市各区优势互补、促进人口经济资源环境相协调的需要。应当紧抓京津冀协同发展重大机遇，打破行政辖区思维定势，通过加强与周边地区、北京市其他区的合作，加大资源引进的力度，优化区内医疗卫生资源的空间布局，在引入优质资源、引导资源下沉和建立区外合作机制上取得突破性进展。

二、人口数量和结构变化，对顺义区医疗卫生资源总量提升和结构优化提出要求

顺义区处于人口出生率高于死亡率的态势，人口自然增长率逐年上升；老年人口快速增长，2014 年顺义区 65 岁以上人口占总人口比例达到 7.87%。同时，伴随我国全面实施一对夫妇可生育两个孩子政策，未来五年，儿童人口预

期将有明显增长。与成年人口相比，儿童和老年人口的卫生服务需要和需求都普遍偏高。因此，亟须进一步发展和完善区内医疗卫生资源。

三、居民生活水平提高和对高端医疗需求的增加，对顺义区优质医疗资源和多元化办医格局提出要求

随着顺义区经济社会综合实力增强，城乡居民对提高生活水平和质量要求提升，医疗和健康问题更加受到重视。民之所望，施政所向。发展卫生事业既是实现“和谐宜居”的重要路径，也是评价的重要指标，卫生事业在经济与社会发展中的地位和作用必将进一步提升。顺义区政府在2015年的《政府工作报告》中也提出：“始终把改善民生、服务群众作为根本出发点，致力于建机制、补短板、兜底线，努力在解决医疗等重要民生问题上取得新的实效。”

四、城镇化、老龄化和居民生活方式变化，对卫生事业发展模式转变提出要求

随着人口老龄化，疾病谱转变速度加快，慢性病疾病负担不断加重，全区卫生服务模式必须实现关口前移、重心下沉，落实预防为主，强化基层卫生服务，加强健康管理，形成各级各类医疗卫生机构以“维护健康”为中心的分工协作格局，从而更加有效地解决全人群的健康问题，提高人群健康素养，降低社会的疾病负担。“十三五”期间将实现卫生事业发展方式转变，向控制规模、整合资源、提高效率、减少浪费的内涵式发展转变，实现资源合理配置和有效利用。

五、医改进一步深入，对卫生事业的体制和机制创新提出要求

随着基本医保的保障范围和水平逐年提高，医疗服务体系的基本健全，“十三五”时期的医改工作将进一步向纵深推进，面临结构性调整，将触及长期存在的医疗资源总量不足且配置不合理、城乡和区域卫生事业发展不平衡、

人才队伍建设薄弱和“以药补医”等重大体制、机制和制度建设，改革任务更加艰巨。“十三五”是医改将逐步进入全方位、深层次改革的关键阶段，将着力解决体制、机制问题，进一步解放思想、与时俱进，加强制度建设，实现制度创新。

第十四章　总体思路、基本原则和发展目标

第一节　总体思路

紧密结合顺义区经济社会和卫生事业发展实际，围绕“改革驱动、转型发展”的主线，推动卫生服务理念从“治病为中心”向“健康为中心”转变，医疗卫生服务体系建设向一体化、集团化、多元化转变，健康服务策略向协同化、全程化和人性化的健康管理转变，卫生管理方式向扁平化、专业化、精细化管理转变，卫生监管手段向信息化、科学化转变，实现改革与发展同步。

第二节　基本原则

一、突出重点，协调发展

通过存量调整，优化增量，在对全市医疗卫生机构进行全面规划的基础上，加大医疗卫生资源的整合力度，保证重点项目和优先领域的投入，提高卫生资源的利用率和卫生服务绩效。以基层卫生和公共卫生服务为重点，优先发展医疗服务中的薄弱环节，发挥传统中医药的特色和优势，缩小城乡医疗卫生差距，确保居民医疗服务需求得到基本满足。卫生部门统筹规划和具体实施，其他有关部门在各自职责范围内做好协调配合。

二、预防为主，防治结合

坚持预防为主、关口前移、重心下沉等经济、有效的途径，实现医疗卫生服务模式由“以病为本”转向“以人为本”、由“治疗为主”转向“预防为主”，防治结合，与此相关的管理体制、观念转变、促进健康产业发展等多方面的政策要进行调整完善，以适应健康管理和全程照护的医疗服务模式。

三、政府主导，社会参与

突出政府提供公共卫生和基本医疗服务的主导作用，建立持续稳定的卫生投入机制，使基本医疗卫生服务的公益性得以充分体现，公平性和可及性得以明显提高。同时要注重发挥市场机制作用，动员社会力量参与，调动社会和广大人民群众的积极性，促进有序竞争机制的形成，满足人民群众多层次、多样化的健康需求。

四、统筹兼顾，注重创新

明确发展战略总体目标，不断调整和完善行动计划，有计划、有步骤地予以实施。统一思想，做好各项工作的组织管理和监督检查，对现有卫生资源逐步调整完善，对新增卫生资源实施准入审批。注重各层级、各领域的体制、机制建设和创新，以体制、机制建设为基础，解决卫生领域中存在的矛盾和问题，并巩固卫生改革发展的成果。

第三节　发展目标和卫生工作指标

一、发展目标

在顺义区委和区政府领导下，全区上下共同努力，提高医疗卫生服务水平和服务能力，建立可持续和高质量的医疗卫生体系，实现人人享有优质、高效、便捷、价廉的医疗卫生服务，居民健康生活质量明显改善，人群健康水平达到北京市领先水平。到2020年将顺义区建设成为国家慢病防控示范区、首都优质医疗资源疏解区、京津冀医疗一体化建设推进区、和谐宜居绿色健康区。

二、卫生工作主要指标

“十三五”期间顺义区卫生事业发展主要指标见表14-1。

表14-1　“十三五”期间顺义区卫生事业发展主要指标

	指标	2020年目标	属性
居民健康状况	人均预期寿命（岁）	比“十二五”末增长0.5岁	约束性
	婴儿死亡率（‰）	≤3	约束性
	5岁以下儿童死亡率（‰）	≤4	约束性
	孕产妇死亡率（/10万）	≤12	约束性
	甲、乙类传染病发病率（/10万）	150	约束性
医疗卫生资源	每千人口执业（助理）医师数（人）	4	约束性
	每千人口注册护士数（人）	2.4	约束性
	每千人口医疗机构床位数（张）	4.7	约束性
健康公平与医疗保障	新型农村合作医疗参保率（%）	97	指导性
	政府卫生投入占经常性财政支出的比例（%）	≥12	指导性
	个人卫生支出占卫生总费用的比重（%）	≤30	指导性
	农村安全饮用水比例（%）	100	约束性

续表

	指标	2020年目标	属性
居民健康管理与健康素养	社区卫生服务覆盖率（%）	100	约束性
	基层诊疗人次数所占比例（%）	≥65	约束性
	居民健康知识知晓率（%）	≥85	约束性
	高血压、糖尿病规范化管理率（%）	≥70	约束性
	人均每日食盐量（克）	10	约束性
	人均每日油脂摄入量（克）	35	约束性
	居民每周主动参与锻炼时间累计不低于150分钟（每次持续时间至少10分钟）的人数比例（%）	≥60	指导性
人口与计划生育	户籍人口自然增长率	≤10‰	约束性
	户籍人口出生政策符合率	≥97%	约束性
	出生人口性别比控制在正常值范围	103-107	约束性
	总和生育率	1.7	约束性

第十五章　重点发展领域和重要措施

一、增加总量、提升质量，承接全市医疗服务疏解任务

按照公平、适宜、高效、可及的原则，全力推动区域卫生资源总量合理有序增加，逐步提高社会资本举办医疗机构的占有比例，全区每千常住人口编制床位数达到4.7张以上。其中，医院床位数达到4.2张，基层医疗卫生机构床位数达到0.5张。在医院床位数中，公立医院控制在每千常住人口3.2张。同时，按照每千常住人口达到1.0张为社会办医院预留床位发展空间。稳步提高卫生人力资源数量和质量，实现全区每千常住人口拥有执业（助理）医师4人和护士2.4人。

根据医疗卫生机构的服务人群、功能定位和技术水平，明确区域医疗中心和专科医疗中心，合理确定和调整现有医疗卫生机构规模。通过吸引区外优势医疗资源落户的方式，引进、新建三级医院，实现区域三级医院数量扩增的目标，带动医疗资源总量增加和医疗服务水平的提升。积极推动北京友谊医院顺义院区建设项目，提升顺义新城在医疗卫生领域的承载能力。配合北京地坛医院顺义院区业务扩展，逐步实现400张床位的全部开放，提升顺义河东地区的医疗资源总量，改善顺义区河东地区医疗资源不足的现状。

实施临床重点专科建设项目，利用3~5年的建设周期，加强资金扶持、政策引导和学科带头人培养及激励制度建设，逐步形成区域内专科间协调发展，优势与特色相互支撑，技术与学术相互依托，质量与效益相互促进的专科发展模式，提升区域临床诊疗服务的整体实力，使重点专科的技术水平和服务能力在北京市同行业中接近或达到先进水平。

二、深化改革、创新机制，提升全区医疗资源服务效率

在现有全区医疗资源的基础上，深化公立医院改革，加快构建医疗联合体。以卫生资源的人口空间分布情况为调整基点，在充分考虑到群众需求的基础上，合理配置并统筹使用现有卫生资源，不断提高现有资源的使用效率。

巩固公立医院托管共建，深化北京中医医院顺义医院托管改革，进一步巩固北京中医医院托管顺义区中医院的改革成果，加快落实迁址新建项目，着力于将其建成为基础设施完备、功能结构合理、中医优势突出、专科特色明显的区域中医医疗中心，重点分流北京市东五区乃至天津市和河北省承德等地的患者，将此作为京津冀一体化医疗卫生服务协同发展的重要举措。

通过探索不同形式的医联体建设模式，探索合并托管、合作共建、帮扶支援等不同合作模式，逐步形成分级诊疗的有序就医格局。由区医院带动社区卫生服务中心/乡镇卫生院，形成基层与三级医院的纵向分工协作机制，推进纵向一体化的医联体建设。由区中医院带动若干中医医疗机构及社区卫生服务中心组成的医疗联合体，开展综合医院和乡镇卫生院/社区卫生服务中心中医科的标准化建设，纳入一体化管理。

三、健全网络、夯实基础，将基层医疗卫生服务做实做强

巩固现有基层卫生服务体系，强化镇级节点建设，适度增加基层医疗卫生服务站点，加强不同地区基层机构的分类管理。

完善基层网底覆盖网络。强化城区社区卫生服务机构规划设置，加快推进旺泉街道、光明街道、胜利街道社区卫生服务中心建设项目。整合农村地区现有社区卫生服务站和村卫生室资源，探索完善农村地区社区卫生服务站运行管理机制改革，加快农村地区 20 分钟医疗服务圈建设。

强化镇级节点医院建设。按照二级医院建设标准，重点建设后沙峪镇、杨镇、牛栏山镇、李桥镇和木林镇等 5 个镇级节点医院。空港医院（后沙峪镇卫生院）重点辐射新城空港城组团、机场组团和周边地区。区二院（杨镇卫生

院）重点辐射潮白河以东7镇。牛栏山社区卫生服务中心、木林镇卫生院和李桥镇卫生院重点加强小科和专科建设，形成技术特色和专业优势，提升常见病、多发病诊疗能力。

加强村卫生室建设和能力提升。加强乡村医生在岗培训，落实待遇，稳定队伍，建立长效培养、留用、激励机制，科学合理使用乡村医生，在保证其平时为辖区群众提供必要诊疗服务的同时，以政府购买服务的方式，向村民提供公共卫生服务和零差率药品销售，按照实际提供的服务情况给予乡村医生相应的补贴。逐步将符合条件的村卫生室纳入新农合定点医疗机构管理，明确准入条件，加强日常监管，将村卫生室收取的一般诊疗费和使用的基本药物纳入新农合支付范围。

探索基层医疗机构管理机制创新。按照兼顾公平与效率的原则，探索基层医疗机构管理模式创新。鼓励根据基层医疗机构所处地理位置和自身环境等实际情况，采取多种经营模式改革，可以以政府购买服务方式，积极调动区域社会力量，引进大医院主办和引导厂矿、企事业单位、高校医院主办基层医疗卫生机构，鼓励民营医疗机构开展社区延伸性服务。

四、完善体系，关口前移，提升疾病控制防控能力

加强传染病防控工作，完善区、镇（街道）、村（居）三级传染病防控体系。充实区疾控中心及基层医疗机构传染病防控技术人员，继续开展鼠疫、霍乱、人禽流感等重大传染病的监测预警工作，做好应急物资储备，提升全区传染病突发事件应急处置能力，确保全区公共卫生安全。

巩固慢性病综合防控示范区的创建成果。定期开展慢病及危险因素监测，掌握人群主要慢病患病及危险因素水平。针对慢性病危险因素，在全区更大范围和更多领域推进全民健康生活方式行动，开发、普及一批健康干预适宜技术，降低慢病危险因素水平。开展肺癌、结直肠癌等重点肿瘤的早诊早治和脑卒中等重点疾病的早期筛查，提高居民防控知识水平和早诊率。提升基层医疗机构慢病管理人员的知识技能水平，提高高血压、糖尿病等主要慢病的规范管

理率和控制率。继续巩固“政府主导、部门合作、专业指导、社会动员、全民参与”的健康教育与健康促进工作机制。进一步加大健康生活方式、重点慢性病及高风险传染病相关知识的宣传普及，提高群众的健康知识水平和自我健康管理技能。

加强公共卫生预防保健工作，促进基本公共卫生服务均等化。根据属地管理原则，依托辖妇幼保健三级网络，各医疗保健机构对辖区内的流动妇女、儿童提供与本地妇女儿童相同的保健服务，加强对流动妇女、儿童家长的保健知识教育。积极推进重大妇幼公共卫生服务项目，提供与户籍人口同质量的、孕产期保健、儿童保健服务，确保孕产妇、婴幼儿死亡率控制在较低水平。在全区开展预防接种数字化门诊建设，相关流动人口管理部门进一步探索流动人口预防接种管理模式，保证高水平免疫接种率。进一步巩固地方病和结核病防治成果，保持地方病和结核病的低发病水平。提升基层精神卫生服务能力，做好严重精神障碍患者发病报告、登记建档、随访评估、健康体检和分类干预等管理服务工作。

调整卫生监督体系，强化卫生监督执法力度。调整卫生监督执法模式，增设生活饮用水、公共场所等专业科室，加强卫生监督专业执法力量。加强协管员培训，实现卫生监督协管员持证上岗，变卫生监督主体下沉为协管员队伍自身下沉。稳健推广卫生安全等级管理，逐步推行卫生安全 ABC 等级管理。

五、预防为主，需求导向，做好重点人群的预防保健

满足老年人口和慢性病患者的医疗需求。不断健全三级医疗服务体系的初级诊疗、重症诊疗和康复护理（慢病管理）等功能，加快形成综合医院（含中医医院）、康复护理专科医院、基层医疗机构分工合作、有序衔接的多元化医疗服务供给网络，有效缓解“看病难、看病贵”，实现“小病进社区、大病去医院”“分级诊疗、双向转诊”的目标。推进护理管理改革，构建以社区护理为基础、社区机构与医院分工协作的卫生服务体系，探索建立“以机构为支撑、居家为基础、社区为依托”的针对老年病、慢性病、临终关怀患者的长

期护理服务模式，指导专科护理人员带动区域专科护理发展。

强化区妇幼保健院在妇儿专科领域的发展。做好北京儿童医院顺义妇儿医院合作共建项目，着重开展妇产科、儿科和乳腺外科等重点专科的发展和提升，启动扩建项目，打造北京东北部地区的妇儿诊疗专科中心。

积极应对重点单位和流动人口增加，做好医疗服务和疾病控制工作。掌握全区重点单位底数，对重点单位、重点人群加强传染病防控技术指导，降低全区传染病发生风险。加强流动人口居住聚集区域或社区的艾滋病综合防治知识宣传教育工作。

六、突出优势、创出品牌，加快发展中医药服务

加强中医药服务机构建设，改善中医（中西医结合、民族医）医院就医环境和条件，规范中医科和中药房建设，提升基层中医药服务能力。充分发挥区医院在中医药防治重大、疑难疾病，以及适宜技术领域的骨干支撑作用，指导和带动综合医院中医科、社区卫生服务机构和中医门诊部（诊所），形成结构合理、分工明确、功能完善、“简、便、验、廉”优势突出，覆盖城乡、方便可及的中医药多元化服务网络。

推动顺义区中医院与北京市中医院的融合建设，通过建设国家级中医工作室、名医工作室、建立国家级重点专科和升级重点实验室等方式，将区中医院发展成为京津冀地区一流中医院，立足服务于本地，进而向天津和河北省周边地区辐射。建设医疗—保健—养生一体化的中医药示范区。

七、互补互促、共同发展，努力形成多元化办医格局

吸引社会资本入区投资办医，引导形成投资主体多元化、投资方式多样化、服务水平均衡化的办医体制，形成公立医疗机构和非公立医疗机构相互促进、共同发展的格局。

重点支持社会资本参与康复、老年病、儿童、护理院等紧缺型医疗机构和高端医疗服务提供；鼓励民营资本入区举办医疗美容等高端医疗服务机构，作

为公立医院服务体系的补充和完善；鼓励社会资本举办中医、康复、老年护理等专科医疗机构，引导在资源配置薄弱地区新设置，新设医疗机构应以医疗服务市场需求为导向，以区域疾病谱变化为依据，满足多层次医疗服务需要，鼓励社会资本举办提供高端服务的医疗机构，重点发展服务质量上乘、医疗保险接轨国际、技术和设备优良的高端综合医疗服务。

八、整合制度、提高水平，不断提升医疗保障能力

加快城镇居民基本医疗保险和新农合的制度整合。尽快理顺管理体制，实现筹资和报销水平一致，实现信息平台联通、数据共享。探索高效基本医疗保险制度经办和管理机制。

建立较为稳定的医疗保障制度筹资机制，确保基本医疗保险财政补助及时、足额到位，探索与经济发展相适应的、稳定可持续的财政投入和筹资模式。

探索支付制度改革。对于急性住院病人的支付，全面实现按病种付费；对于精神病慢性病住院、康复、老年病长期照护等按床日付费；对于门诊和社区慢性病健康管理等按人头付费。

探索发挥基本医疗保障制度战略购买者的地位和作用，促进人们合理的就医流向，进而调整卫生资源的合理分布与利用格局。建立基本卫生保健服务主要在基层得到解决，而将基层无法解决的疑难病症通过合理的转诊制度转到上层医疗机构机制，使有限的医疗保障基金的使用更为合理。

九、创新机制、引智聚力，加强医疗卫生人才队伍建设

加强高层次卫生人才队伍建设。遵循高端卫生人才“不求所有、但求所用”的管理思路，加强柔性引智制度建设，通过加强政策引导和资金支持，吸引区域外高水平医疗卫生专家实现“传、帮、带动效应”，为辖区群众提供优质、高效的服务。引进北京市及全国知名专家，带动重点专业建设。加强二级医疗机构学科带头人和学科骨干培养。完善高层次卫生人才评价体系，建立

高层次人才培养档案。

加强基层卫生人才队伍建设。通过政策导向，稳步提高基层医务人员薪酬待遇，增强基层卫生人才队伍的稳定性。加强对基层卫生人才的培养，利用北京市城市医院对口支援农村卫生政策，加强与大医院、高校的合作，采取定向招生、定向培养和定向分配的方式，为基层医疗卫生机构培养下得去、留得住、用得上的医疗卫生专业技术人员。加强对基层医护人员业务能力水平考核和绩效考核制度建设。

加强公共卫生人才队伍建设。合理确定公共卫生机构的人员编制、工资水平和经费标准。加强公共卫生人才的培养，重点加强疾病预防控制、妇幼保健和卫生应急等方面人员的业务培训，提高应对新发、突发传染病和重大灾害与恐怖事件等突发公共卫生事件的能力。进一步完善相关制度，吸引、鼓励高等院校公共卫生专业毕业生到基层医疗机构从事公共卫生工作。

加强中医药人才队伍建设。利用对口支援关系，加强专业技术人员进修与交流，开展区内中医师带徒活动，多渠道进行人才培养。启动中医院学科带头人培养工作。建立中医院学科带头人备案制度，落实区中医院学科带头人定期脱产学习和基层中医药人员研修制度，加强对中医院和基层中医人员定期研修的指导与考核，保证中医人才培养的系统性。开展区级中医工作室建设工作，加强对中医骨干人才的培养。推进“回归扎根”工程，开展中医全科医生岗位培训。

加强卫生管理人才队伍建设。积极推动卫生管理人员岗位培训，逐步建立医疗卫生机构管理人员持证上岗制度。继续实施卫生管理人员培训及学历教育，有计划地选拔优秀年轻干部进行中长期培训。探索建立符合顺义区卫生行业特点的管理人员考核评价体系，建立一支职业化医疗卫生机构管理人才队伍。

十、数据支撑，智慧共享，推动医疗信息化发展

深化人口卫生信息化建设，建成以电子病历数据库、电子健康档案数据库、全员人口信息数据库三个数据库为基础的人口健康信息化的总体框架。以三个数据库来支撑一个信息平台，在平台上支持六大类业务应用：公共卫生、

计划生育、医疗服务、医疗保障、药品供应保障和综合管理。

重点推动“智慧卫生云”建设，建立线上和线下互动平台，融合现有的医疗卫生信息系统和区域卫生信息平台，实现居民（患者）医疗—卫生—健康数据的整合与管理，提供医疗卫生健康信息的共享、业务协同、移动医疗服务、大数据挖掘和增值服务等。

第十六章　保障措施

一、落实政府投入，完善政府主导的多元化卫生筹资机制

明确政府在提供公共卫生和基本医疗服务的主导地位，政府卫生投入增长幅度高于财政经常性支出的增长幅度，加大对公共卫生机构、基础医疗服务网络及其他基本医疗服务、医学科研和人才建设等投入力度，对资源短缺的老年医疗护理、康复、精神卫生、院前急救等在投入政策上予以适当倾斜。

二、加强组织实施，落实各部门职责

政府各有关职能部门要加强政策联动，围绕政府职能转变和规划落实，加快制定相应实施细则。发展改革部门加强对卫生改革和规划相关政策保障的协调落实，依据规划对新改扩建项目进行审批、核准或备案，完善医疗服务价格管理。财政部门按照财政补助政策提供相应经费，发挥财政资金的主导和激励作用。卫生行政部门按照规划的总体要求，对区域内卫生资源要素的规划、审评、调整、监督和评价，应依法进行管理。国土和规划部门应按照本规划确定的卫生资源配置标准和要求，在新建或者改造城市功能区、大型居住区时，保障医疗卫生服务网点用地。人力资源和社会保障部门应进一步完善医保政策和卫生人事政策。编制部门应根据本市卫生机构定编标准，对符合设置规划的卫生机构，合理核定其人员编制。其他相关部门各司其职，做好相关工作。

三、加强规划，定期评估

强化规划、监督和评价，建立规划、监督和评价机制，成立专门的评价工

作小组，分阶段组织开展规划实施进度和效果评价，及时发现实施中存在的问题，并研究解决对策。在评价过程中，实行公开评议和公平竞争，运用法律、经济和行政手段来规范、管理和保障医疗机构规划的有效实施，根据职责分工，建立问责制，落实各项规划要求。各有关部门和单位要严格按照职责分开，建立工作责任制，认真贯彻实施规划提出的发展目标和任务，并列入本系统和本单位的目标责任制考核体系。规划期满后，对规划的实施情况进行全面评估（见表16-1、表16-2）。

表 16-1　十三五期间顺义区卫生新建项目表

序号	项目名称	项目内容			投资主体	机构性质
		等级	地点	床位（张）		
1	友谊医院顺义院区	三级	顺义新城空港组团	1000	市政府	非营利性
2	北京方舟皮肤病医院	三级	北京市顺义区裕东路3号	100	社会资本	营利性
3	北京陆道培血液病医院	三级	北京市顺义区高丽营镇顺于路120号	400	社会资本	营利性
4	新建光明、胜利街道社区卫生服务中心工程	一级	顺义新城中心区光明和胜利街道各一处	0	顺义区卫计委	非营利性

表 16-2　十三五期间顺义区卫生改建升级项目表

序号	项目名称	项目内容			投资主体	规划用地（平方米）
		目前等级	计划等级	新增床位数（张）		
1	妇幼保健院儿科病房楼	二级	三级	500	区卫计委	97301
2	中医院迁建工程	三级	三级	800	区卫计委	137500
3	区医院教学科研楼工程	三级	三级	—	区卫计委	15000
4	区医院老病房楼装修改造工程	三级	三级	—	区卫计委	—

续表

序号	项目名称	项目内容			投资主体	规划用地（平方米）
		目前等级	计划等级	新增床位数（张）		
5	李桥卫生院改扩建工程	一级	一级	0	区卫计委	8400
6	空港医院预防保健科改扩建工程	—	—	—	区卫计委	—
7	区疾控中心及卫生监督所迁建工程	—	—	—	市政府和区政府	30688

附录1：我国设定与卫生事业发展有关指标的情况综述

1. 国家卫生事业发展“十二五”规划发展指标与目标

2012年10月国务院印发了《卫生事业发展“十二五”规划》（国发〔2012〕57号以下简称《规划》），总结了“十一五”期间卫生事业发展取得的成绩，深刻分析了“十二五”期间卫生事业发展面临的形势。

《规划》指出，卫生事业在国民经济和社会发展中的作用进一步显现，面临重要发展机遇；经济社会发展新阶段带来多重健康问题挑战，卫生工作任务更加艰巨；制约卫生事业发展的体制机制问题日益凸显，医改进入攻坚阶段。《规划》提出，要坚持“统筹兼顾，科学发展，政府主导、全社会参与，强化能力建设”的原则，保基本、强基层、建机制，转变卫生发展方式，把基本医疗卫生制度作为公共产品向全民提供，促进卫生事业与经济社会协调发展，不断提高人民群众健康水平。《规划》明确，到2015年，要初步建立覆盖城乡居民的基本医疗卫生制度，使全体居民人人拥有基本医疗保障，人人享有基本公共卫生服务，医疗服务可及性、服务质量、服务效率和群众满意度显著提高，个人就医费用负担明显减轻，地区间卫生资源配置和人群健康状况差异不断缩小，基本实现全体人民病有所医，人均预期寿命在2010年基础上提高1岁。《规划》指出，要加快医药卫生体系建设，扎实推进公共卫生服务体系、城乡医疗服务体系、医疗保障体系和药品供应保障体系的建设。同时，要做好各项重点工作，继续加强公共卫生工作，把食品安全和卫生监督工作摆上重要议程，全面加强医疗服务管理，大力发展中医药事业，加强医药卫生人才队伍建设和医学科技发展，加大医药卫生信息化建设力度，加快健康产业发展。

《规划》阐明了“十二五”期间国家卫生事业发展的总体思路，明确了卫生工作重点，是“十二五”期间我国卫生事业发展的纲领性文件，是政府履行规划、服务、监管等方面职责的重要依据（见附表1）。

附表1 “十二五”时期卫生事业发展指标与目标

	指标	2015年目标
主要指标		
健康状况	人均预期寿命（岁）	在2010年基础上提高1岁
	婴儿死亡率（‰）	≤12
	5岁以下儿童死亡率（‰）	≤14
	孕产妇死亡率（/10万）	≤22
工作指标		
疾病预防控制	法定传染病报告率（%）	≥95
	存活的艾滋病病毒感染者和病人数（人）	120万左右
	全人群乙型肝炎表面抗原携带率（%）	≤6.5
	以乡（镇）为单位适龄儿童免疫规划疫苗接种率（%）	≥90
	重点慢性病防治核心信息人群知晓率（%）	≥50
	高血压和糖尿病患者规范化管理率（%）	≥40
妇幼卫生	3岁以下儿童系统管理率（%）	≥80
	孕产妇系统管理率（%）	≥85
	孕产妇住院分娩率（%）	≥98
卫生监督	日供水1000立方米以上的集中式供水单位卫生监督覆盖率（%）	≥90
医疗保障	城乡三项基本医疗保险参保率（%）	在2010年基础上提高3个百分点
	政策范围内住院费用医保基金支付比例（%）	75左右
卫生资源	每千人口执业（助理）医师数（人）	1.88
	每千人口注册护士数（人）	2.07
	每千人口医疗机构床位数（张）	4

续表

	指标	2015年目标
医疗服务	二级以上综合医院平均住院日（天）	≤9
	入出院诊断符合率（%）	≥95
卫生费用	个人卫生支出占卫生总费用的比重（%）	≤30
	人均基本公共卫生服务经费标准（元）	≥40

2. 其他相关指标

我国每年出版的《中国卫生统计年鉴》资料，全面地反映了中国卫生事业发展情况和居民健康状况。该年鉴主要是从卫生资源（卫生机构、卫生人员、卫生设施、卫生经费）、医疗服务、农村和社区卫生、妇幼保健、人民健康水平及营养状况、疾病控制与公共卫生、卫生监督、医疗保障等八个方面对我国卫生工作状况进行了统计和分析比较。

北京市在总结了“十一五”时期卫生事业发展的成就和主要问题后，根据自身区域和人口、经济等特征，制订了北京市“十二五”时期卫生事业发展主要指标。指标主要围绕着首都人口特点、城市和经济发展对卫生的多样需求、疾病谱变化等问题，坚持首都定位、统筹发展、发展和改革相结合等原则，涵盖了健康水平、健康促进、疾病控制、卫生资源配置、医疗保障等5个类别，共涉及26个方面（见附表2）。

附表2　北京市“十二五”时期卫生事业发展主要指标

类别	序号	指标	目标	属性
健康水平	1	平均期望寿命	增长1岁	预期性
	2	孕产妇死亡率	<12/10万	约束性
	3	婴儿死亡率	<4‰	约束性
	4	5岁以下儿童死亡率	<5‰	约束性
	5	以上四项健康指标城乡差距	缩小50%	预期性

续表

类别	序号	指标	目标	属性
健康促进	6	全民健康知识知晓率	>80%	预期性
	7	中小学生肥胖检出率	≤18%	预期性
	8	成人平均吸烟率	≤25%	预期性
	9	达到健康促进学校标准的中小学校比例	≥70%	约束性
疾病控制	10	甲乙类传染病报告发病率	≤350/10 万	约束性
	11	恶性肿瘤、心脏病和脑血管病三种疾病年龄别死亡率（1/10 万）	下降 10%	预期性
	12	高血压、糖尿病患病率	遏制快速增长势头	预期性
	13	高血压患者的规范化管理率	≥80%	约束性
	14	糖尿病患者的规范化管理率	≥80%	约束性
	15	重性精神疾病患者有效管理治疗率	≥95%	约束性
卫生资源配置	16	政府卫生投入增长幅度	高于经常性财政支出的增长幅度	约束性
	17	政府卫生投入占经常性财政支出的比重	逐步提高	约束性
	18	政府卫生投入占卫生总费用的比例	≥30%	约束性
	19	常住人口人均基本公共卫生服务经费	≥100 元	约束性
	20	每千常住人口编制床位数	5 张	约束性
	21	每千常住人口执业（助理）医师数	4 人	预期性
	22	编制病床使用率	≥85%	约束性
医疗保障	23	城镇职工基本医疗保险参保率	≥98%	约束性
	24	城镇居民基本医疗保险参保率	≥95%	约束性
	25	新型农村合作医疗参合率	≥98%	约束性
	26	个人现金卫生支出占卫生总费用的比例	<25%	预期性

自党的十六大报告提出了全面建设小康社会的奋斗目标以来，国内许多研究机构和学者纷纷开始着手研究在全面建设小康社会阶段卫生事业发展的目标

和走向，并提出了一些具有参考价值的研究成果。复旦大学龚幼龙教授等学者总结了我国2000年预防保健战略目标的实施状况，借鉴上海市静安区健康城市建设经验，学习美国健康目标，联合国千年峰会和健康城市的目标与指标，对我国小康社会健康目标从社会经济、环境健康、卫生服务和健康状况四个方面提出相应指标。卫生部卫生经济研究所石光研究员提出了由健康素质指标体系、医疗卫生服务指标体系和健康保障指标体系三部分组成的全面小康的健康指标体系。国家统计局统计科学研究所赵玉川研究员参照有关发达国家卫生医疗发展轨迹及国内有关专家的论述，从社会经济生活状况、卫生事业发展、卫生体制建设、疾病控制、居民健康状况5个方面提出了我国全面建设小康社会的医疗卫生和人群健康发展目标，并对目标值作出了预测。中国疾病预防控制中心张平鑫等学者从政治、经济、文化、社会环境、健康环境、卫生人力物力资源、卫生服务、健康总指标、人群健康质量的监测指标等8个方面涉及64个指标提出了构架全面建设小康社会卫生指标体系的设想。山东省疾病预防控制中心刘忠华等学者从山东省实际出发，采用科学发展的观念，研究并构建了一套小康社会的卫生指标（见附表3）。

附表3　山东省全面建设小康社会卫生指标体系

指标类型	指标名称	小康值
人群健康指标	人均期望寿命（岁）	77
	婴幼儿死亡率（‰）	20
	5岁以下儿童死亡率（‰）	24
	孕产妇死亡率（/10万）	30
	法定报告传染病发病率（/10万）	180
	年意外伤害发生率（‰）	30
卫生资源配置指标	卫生事业费占当地财政支出比例（%）	8
	城镇居民基本医疗保险覆盖率（%）	95
	农村居民新型合作医疗参合率（%）	90
	千人医生数（人）	2.8

续表

指标类型	指标名称	小康值
医疗卫生服务指标	城市社区卫生服务覆盖率（%）	95
	两周就诊率（‰）	180
	住院分娩率（%）	95
公共卫生与疾病预防控制指标	计划免疫接种率（%）	99
	安全卫生水普及率（%）	90
	食品卫生检测合格率（%）	95
	公共场所卫生合格率（%）	95
	人群基本健康知识知晓率（%）	90（城市）80（农村）

21世纪中国社会总体发展目标是："到本世纪中叶建国一百周年时，基本实现现代化，建成富强、民主、文明的社会主义现代化国家。"基于现代化的理论和卫生事业自身的特点，在对国内外卫生现代化评估与研究现状进行描述的基础上，梁智等学者提出了一套卫生现代化评估指标体系。该指标体系包括人口健康、卫生资源、卫生服务利用、经济、教育、人口等6个方面。李兰娟等学者根据浙江省2020年要基本实现现代化的发展目标，制订了浙江省卫生事业发展评价指标体系，该指标体系包括居民健康水平、卫生资源配置、卫生服务提供和获得、居民健康生活环境和方式4大类14项指标，见附表4。

附表4　浙江省卫生事业发展评价指标体系

指标类别	指标名称	2007年	2010年	2020年
健康素质指标	健康预期寿命（年）	66	67	70
	孕产妇死亡率（1/10万）	20	14	8.4
	5岁以下儿童死亡率（‰）	18	15	6.3
	法定报告传染病发病率（1/10万）	220	180	100
	常见慢性病（前10位）患病率（1/10万）	15	12	10

续表

指标类别	指标名称	2007年	2010年	2020年
公平与保障指标	卫生总费用占GDP的比重（%）	6	7	9.1
	卫生事业费占政府财政支出比重（%）	6.5	10.2	14.51
	未参加医疗保险人口比例（%）	40	25	10
	城乡人均医保筹资比例（%）	8：1	6：1	2：1
	居民15分钟内可达医疗机构比例（%）	85	90	95
	农村安全饮用水覆盖率（%）	90	95	98
	农村社区环境卫生达标率（%）	50	75	100
效率指标	每千人执业（助理）医师数（人）	2.2	2.8	4.5
	每千人注册护士数（人）	1.5	2.0	3.0
	卫生信息化率（%）	70	80	100
	突发公共卫生事件处置及时率（%）	80	92	98
	卫生监测合格综合指数（%）	88	92	98
可持续支撑指标	总和生育率（‰）	1.4	1.5	1.8
	恩格尔系数（%）	33	30	20
	社会保障覆盖率（%）	50	70	95
	环境质量综合指数（%）	70	80	90
	居民健康教育普及率（%）	80	90	98
	体育人口比例（%）	45	55	75

附录 2：顺义区四家综合医院绩效评价（2008—2013 年）

采用北京市卫计委使用“北京市出院病案首页数据库”对医院进行绩效评价的方式，从服务能力（包括出院病例数、DRGs 数量、病例组合指数）、工作效率（费用消耗指数和时间消耗指数）和安全性（低风险组死亡率）三方面进行医疗机构绩效状况评价。

1. 服务能力

从出院总病例数来看，近年来，顺义区医院的年出院总病例数基本没有变化；而其他三家医院的出院总病例数均有上升，尤其是顺义区妇幼保健院和顺义区中医院。这说明，顺义区医院的住院服务能力变化不大，而区妇幼保健院和区中医院住院服务能力有所上升（见附图 1）。

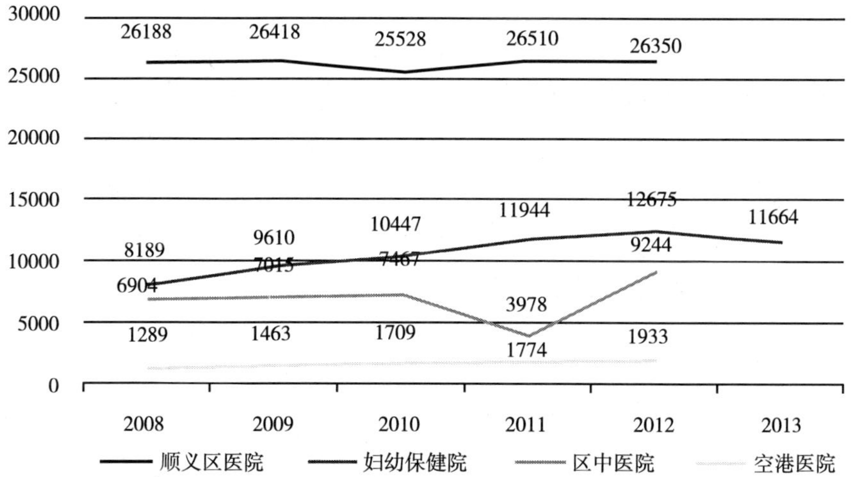

附图 1　2008—2013 年顺义区二级医院出院总病例数

如附图2所示，DRG组数反映了治疗病例覆盖疾病类型的范围，而病例组合指数（CMI）反映了治疗病例的技术难度水平。因此，在坐标系中越往右上方，说明该医院治疗疾病范围越广、治疗病例的难度水平越高。

从以下四图可见，顺义区医院在2008—2012年，收治疾病范围略有增加，但难度逐年下降。北京市2013年二级医院DRG组数为377，病例组合指数为0.99，与此相比，顺义区医院收治疾病范围更广，但收治病例难度上偏低。

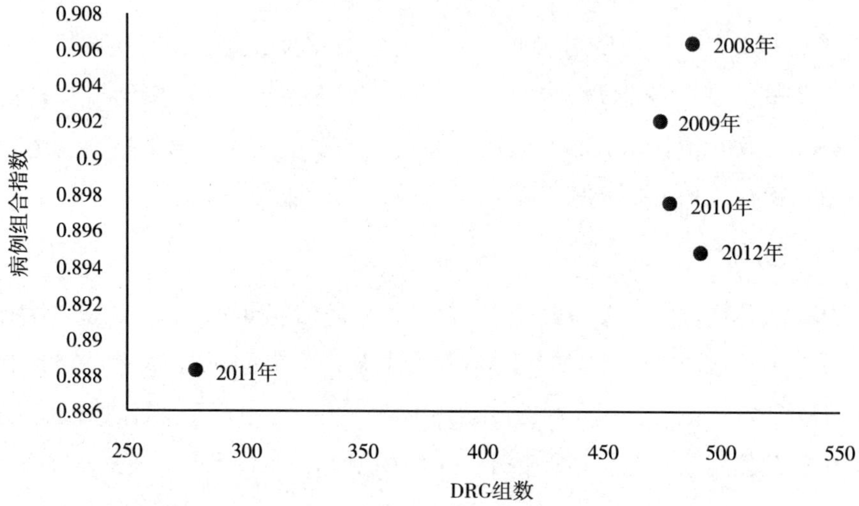

附图2　2008—2012年顺义区医院治疗疾病范围和技术难度分布

顺义区妇幼保健院在业务范围上呈逐年收缩趋势，治疗疾病技术难度保持稳定。与北京市妇幼保健院2013年平均水平相比，这两项指标都高于北京市水平（DRG组数44；病例组合指数0.428），说明顺义区妇幼保健院的服务能力在业内处于优势地位。

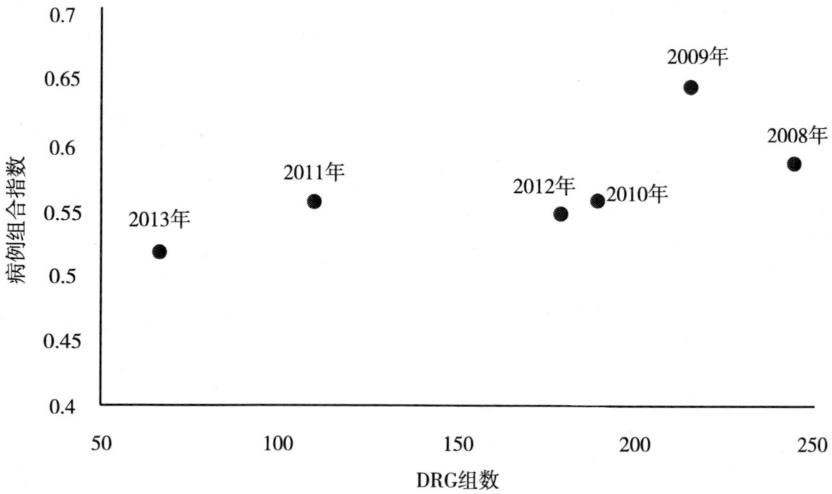

附图 3　2008—2013 年顺义区妇幼保健院治疗疾病范围和技术难度分布

顺义区中医院在此两项指标上与顺义区医院、北京市二级医院平均水平虽然有差距，但是 2012 年在 DRG 指数和病例组合指数上有较大提升，尤其是收治疾病技术难度有很大提高。

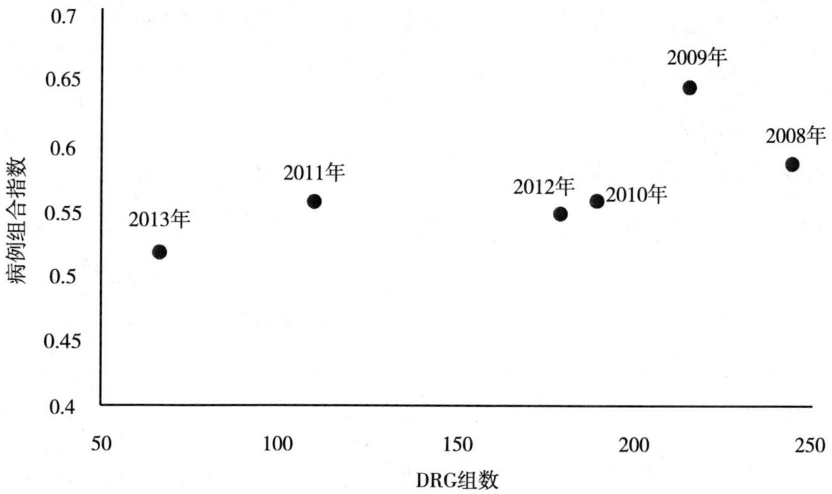

附图 4　2008—2012 年顺义区中医院治疗疾病范围和技术难度分布

附图 5 显示，顺义区空港医院近年来收治疾病范围保持稳定，技术难度略有下降。

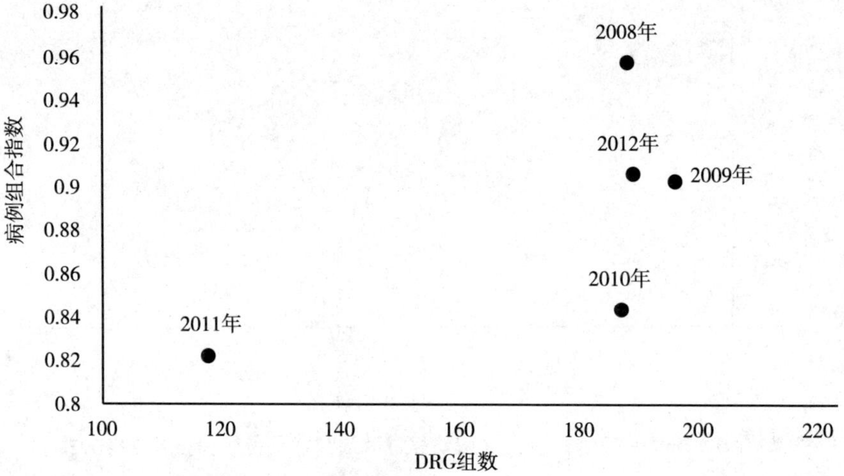

附图 5　2008—2012 年顺义区空港医院治疗疾病范围和技术难度分布

2. 服务效率

“服务效率”是评判患同类疾病的患者在不同医院接受治疗时，医疗费用和住院时间的差异。评价指标是“费用消耗指数”和“时间消耗指数”。指数值等于 1 时为平均状态。消耗指数，指数值小于 1 为高效率的表现，而指数值大于 1 为低效率的表现。

顺义区四家医院目前基本上都处于同组疾病费用较低、住院日较短的范围内。与北京市二级医院 2013 年标准相比（费用消耗指数 0.91，时间消耗指数 1.10），四家医院都属于服务效率高的范围。其中，顺义区医院近年来费用消耗指数和时间消耗指数逐年上升。顺义区妇幼保健院在保持费用消耗指数稳定、略有下降的情况下，值得注意的是，时间消耗指数逐年上升，并已经大于 1。而 2008—2012 年，顺义区中医院在费用消耗指数和时间消耗指数方面呈线性上升趋势，这与近年来该院收治疾病难度上升有一定关系。顺义区空港医院的费用指数同样呈逐年上升的趋势，时间消耗指数在 2012 年有所下降。

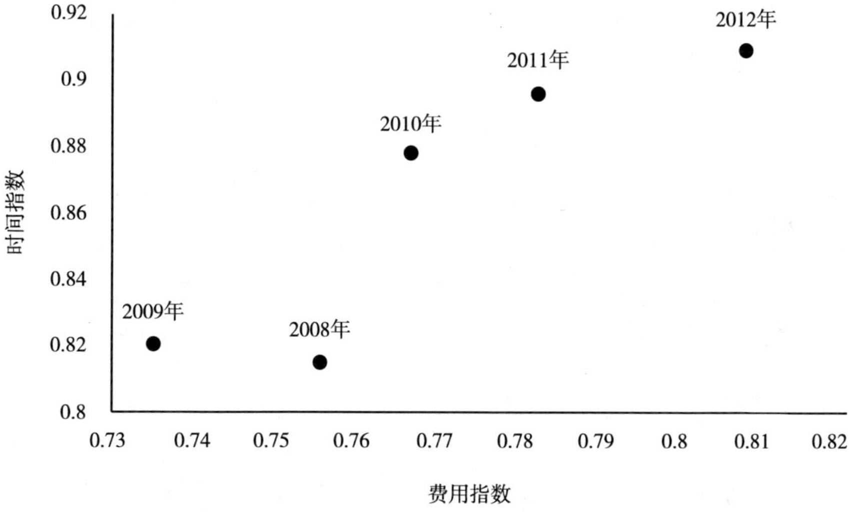

附图 6　2008—2012 年顺义区医院时间效率和费用效率分布

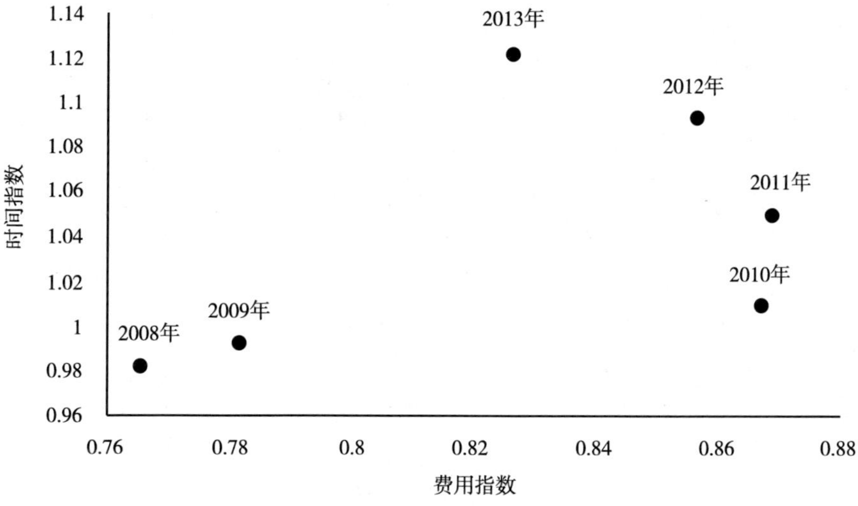

附图 7　2008—2013 年顺义区妇幼保健院时间效率和费用效率分布

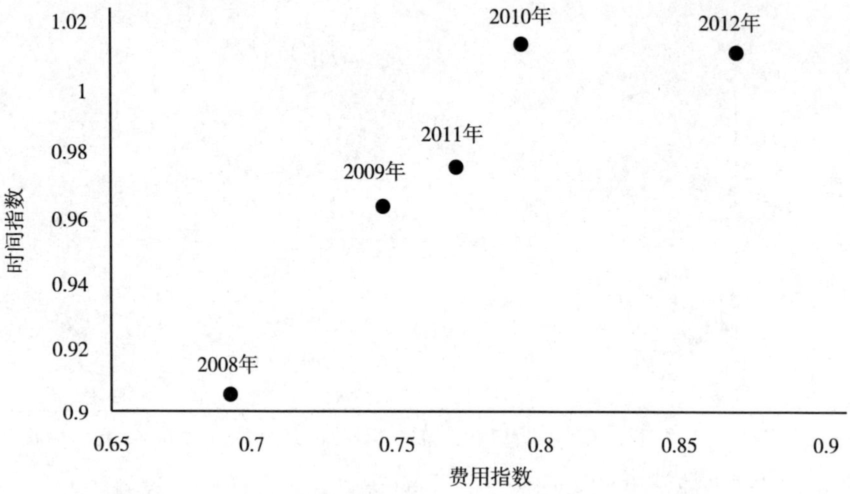

附图8　2008—2012年顺义区中医院时间效率和费用效率分布

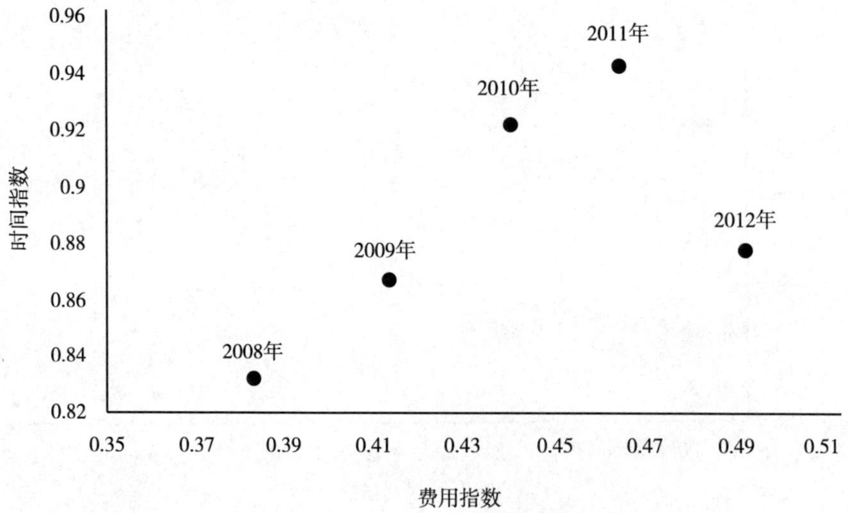

附图9　2008—2012年顺义区空港医院时间效率和费用效率分布

3. 医疗安全

采用“低风险组病例死亡率”来评价医疗安全，顺义区四家医院在该指标上均低于北京市2013年二级医院平均水平（0.08%）。其中，顺义区妇幼保健院三年低风险组死亡率为 0，顺义区中医院有两年低风险组死亡率为 0，空港医院2008～2012 年低风险组死亡率均为 0。

附表 5　顺义区四家医院低风险组病例死亡率情况

年份	顺义区医院（%）	妇幼保健院（%）	区中医院（%）	空港医院（%）
2008 年	0.04	0.02	0.18	0.00
2009 年	0.03	0.03	0.08	0.00
2010 年	0.02	0.00	0.00	0.00
2011 年	0.02	0.00	0.11	0.00
2012 年	0.08	0.03	0.00	0.00
2013 年	—	0.00	—	—

附件3：顺义区“十三五”卫生事业发展规划框架

一、顺义区医疗卫生事业发展现状

（1）城乡居民健康水平显著提高。

（2）医疗资源总量提升，质量有所提升。

（3）医疗资源布局调整初显形态，医疗服务体系健全完善。

（4）推动优质医疗资源引进，实现医疗服务软实力提升。

（5）鼓励社会资本办医，增加医疗资源总量。

（6）公共卫生体系不断健全，公共卫生保障能力得到加强。

二、顺义区医疗卫生事业发展存在的问题和制约因素

（1）医疗卫生水平发展速度滞后于经济发展速度。

（2）医疗卫生事业发展滞后于人民群众的卫生服务需要和需求。

（3）流动人口卫生服务需要和需求亟须满足。

（4）基层医疗服务尚显薄弱，引导资源下沉的机制有待建立。

（5）基层卫生人力不稳定，卫生人才队伍有待加强。

三、“十三五”时期发展趋势

（1）创建和谐宜居城市，为顺义区卫生事业发展带来机遇。

（2）推进全市协同发展，为顺义区卫生资源提升带来机遇。

（3）转变卫生发展方式，为顺义区卫生结构优化带来机遇。

（4）医改深入推进，为顺义区卫生事业实现制度创新带来机遇。

四、总体思路、基本原则和发展目标

1. 总体思路

紧密结合顺义区经济社会和卫生事业发展实际，围绕“改革驱动、转型发展”的主线，推动卫生服务理念从“治病为中心”向“健康为中心”转变，医疗卫生服务体系建设向一体化、集团化、多元化转变，健康服务策略向协同化、全程化和人性化的健康管理转变，卫生管理方式向扁平化、专业化、精细化管理转变，卫生监管手段向信息化、科学化转变，实现改革与发展同步。

2. 基本原则

（1）突出重点，增强卫生发展的整体性和协调性。

（2）坚持预防为主、防治结合，促进医疗卫生服务模式转变。

（3）注重政府主导与市场机制相结合。

（4）把解决当前突出问题和体制机制建设相结合。

3. 发展目标

1. 总体目标

建设成为国家慢病防控示范区、首都优质医疗资源疏解区、京津冀医疗一体化建设推进区、和谐宜居绿色健康区。

2. 具体指标

（1）居民健康水平提高。人均预期寿命，孕产妇死亡率，五岁以下儿童死亡率。

（2）医疗卫生资源配置合理。每千人口执业（助理）医师数，每千人口注册护士数，每千人口床位数。

（3）健康公平与保障能力提升。城乡居民医疗保障覆盖率，政府卫生投入占经常性财政支出的比例，农村饮用安全自来水比例，食品安全检测合格率。

居民健康管理水平提升：社区卫生服务覆盖率，居民健康知识知晓率，主要慢性病社区规范化管理率，城乡居民门诊首诊在社区比例。

五、重点发展领域和重要措施

（1）医疗服务体系建设。包括综合医院和专科医院数量、质量和布局设置。

（2）公共卫生服务体系建设。卫生监督、疾控、传染病防治等工作，基本公共卫生服务均等化工作，加大人均公共卫生。

（3）基层医疗卫生服务体系建设。社区卫生服务中心（站）和村卫生室建设。

（4）医疗卫生发展支持体系建设。包括人才建设、信息体系建设、基础设施建设和文化组织建设。

参考文献

[1] (美)石雷雨．卫生服务研究方法[M].李林贵译.北京:北京大学医学出版社,2005:10-11.

[2] 卫生部统计信息中心编.2008 中国卫生服务调查研究第四次家庭健康询问调查分析报告[M].北京:中国协和医科大学出版社,2009.

[3] 陈育德,张拓红.卫生服务研究——理论与实践[M].北京:北京大学医学出版社,2013.

[4] 廖澍华,张丹,彭绩.深圳市第五次国家卫生服务调查研究[M].北京:人民卫生出版社,2015.

[5] 尚磊.卫生管理统计学[M].北京:中国统计出版社,2014.

[6] 吴明.卫生经济学[M].北京:北京医科大学、中国协和医科大学联合出版社,2002.

[7] 中华人民共和国国务院办公厅.全国医疗卫生服务体系规划纲要(2015—2020 年).2015.

[8] 北京市顺义区人民政府.顺义区医疗卫生服务水平提升三年行动计划(2014—2016 年).2014.

[9] 北京市卫生和计划生育委员会.北京卫生计生"十三五"规划编制工作方案.2014.

[10] 刘超,吴明．北京市外来农村流动人口社会关系对其门诊就医行为的影响研究[J]. 中国社会医学杂志,2012,29(2):112-114.

[11] 陈新, 王丰,吴明. 北京市社区卫生服务机构运行现状分析[J]. 中国全科医学, 2014, 17(8):911-913.

[12] 钱军程, 陈育德, 饶克勤,等. 中国老年人口失能流行趋势的分析与建议[J]. 中国卫生统计, 2012,29(1):6-9.